SCHRIFTEN AUS DEM GESAMTGEBIET DER GEWERBEHYGIENE
HERAUSGEGEBEN VON DER DEUTSCHEN GESELLSCHAFT FÜR GEWERBEHYGIENE
IN FRANKFURT A. M., PLATZ DER REPUBLIK 49
NEUE FOLGE. HEFT 31

Das Augenzittern der Bergleute

Seine soziale Bedeutung, Ursache, Häufigkeit
und die durch das Zittern bedingten Beschwerden

Von

Professor Dr. **M. Bartels** und Dr. med. **W. Knepper**
Chefarzt der Städtischen Augenklinik Essen-Bredeney
Dortmund

Mit 19 Abbildungen

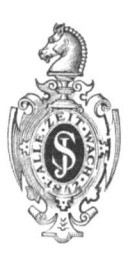

Springer-Verlag Berlin Heidelberg GmbH
1930

Alle Rechte, insbesondere das der Übersetzung
in fremde Sprachen, vorbehalten.

ISBN 978-3-662-42763-7   ISBN 978-3-662-43040-8 (eBook)
DOI 10.1007/978-3-662-43040-8

Vorwort.

Die soziale Gesetzgebung und die ärztliche Wissenschaft sind unlösbar miteinander verbunden. Nur wissenschaftlich geschulte Ärzte können die Fragen, die bei der Fürsorge der sozialen Gesetzgebung (Krankheit, Ursache, Rentenfestsetzung) auftauchen, beantworten. Wollte man sie Kurpfuschern überlassen und wären deren Behandlungsergebnisse auch noch so glänzend, so würde die ganze soziale Gesetzgebung restlos zusammenbrechen. Andererseits hat aber diese Gesetzgebung auch unzweifelhaft der ärztlichen Wissenschaft die stärksten Anregungen gegeben.

Unerbittlich klare Fragen wurden und werden an uns Ärzte von der Unfallgesetzgebung und Gewerbehygiene gestellt. Unsere Wissenschaft soll entscheiden, wie weit ein Unfall oder eine bestimmte Berufsarbeit ein bestehendes Leiden hervorgebracht oder begünstigt hat und wie weit eine Anlage mitwirkte. So wurde der Forschung ein mächtiger Anstoß gegeben. Ich brauche in der Augenheilkunde nur an den Zusammenhang zwischen Netzhautablösung, Geschwulstbildung und Unfall, Beeinflussung der kongenitalen, luetischen Hornhautentzündung durch Unfall des ersten Auges usw. zu erinnern.

Gleichzeitig verlangte man von uns Ärzten, Wege zur Verhütung bestimmter Krankheiten und praktisch ein Urteil über die Minderung der Berufsfähigkeit bei bestehender Erkrankung. Wir Ärzte wurden zu klarerem Nachdenken über Herkunft, Auswirkung und Verhütung der Krankheiten gezwungen. Andererseits zeigte sich auch, daß die Beantwortung jener vielen Fragen der Gewerbehygiene im weitesten Sinne bei einzelnen Erkrankungen die größten Schwierigkeiten machte. Ein bedeutsames Beispiel für die eben entwickelten Gedankengänge ist die uns hier interessierende Frage nach der sozialen Bedeutung, Ursache, Häufigkeit usw. des Augenzitterns der Bergleute.

Erst mit dem Einsetzen der sozialen Gesetzgebung hat auch die ärztliche Wissenschaft sich genügend mit diesem Augenzittern beschäftigt. Dazu kam, daß schon vorher und gleichzeitig Physiologen, Augen- und Ohrenärzte unabhängig von der sozialen Gesetzgebung, sich lebhaft mit der Erforschung der Kräfte bemühten, die normalerweise unsere Augen bewegen. Die beiden letzten Jahrzehnte haben eine reiche Ernte dieser wissenschaftlichen Forschung gebracht. Wir wissen jetzt, daß vielerlei Nervenerregungen gleichzeitig auf die Stellung und Bewegung der Augen wirken. Am meisten wurden die vom Gleichgewichtsorgan (Ohr-Labyrinth) auf die Augenmuskeln ausgehenden nervösen Einflüsse von der Wissenschaft erforscht. Ja, die zuletzt genannten Beziehungen überwogen in der Erforschung so sehr, daß manche Autoren geneigt waren, auch beim Augenzittern der Bergleute den Einwirkungen des Gleichgewichtsorgans auf die Augenmuskeln die Hauptrolle zuzuschreiben. Wir wissen aber, daß außerdem von Seiten des Großhirns, des Zwischenhirns, von den Halsgelenken her, von den Gliedern, vom Becken und vom Licht nervöse Einflüsse auf die Augenmuskeln tätig sind, die wir in in ihrer Auswirkung noch lange nicht klar übersehen können.

Gerade die Mannigfaltigkeit all dieser Einflüsse erschwerte auch die Erforschung des Augenzitterns der Bergleute.

Die Arbeit, die wir hier vorlegen, zeigt wieder, wieviel verwickelte Probleme auch das Augenzittern der Bergleute aufwirft. Wir veröffentlichen die Ergebnisse nur deshalb schon, weil sie vielleicht anderen Bearbeitern bei ähnlichem Vorgehen einiges nützen können und weil einzelne der hier auftauchenden Fragen durch diese Arbeit klarer formuliert werden.

Nur weitere Untersuchungen können dies so schwierige Kapitel klären. Dann besteht die Hoffnung, auch diese Erkrankung einmal zum Schwinden zu bringen.

Dortmund und Essen, August 1930.

Die Verfasser.

Inhaltsverzeichnis.

	Seite
Einleitung	1
Statistik	1
Untersuchungen auf Zeche Minister Stein unter Tage	15
Untersuchungsschema für das Augenzittern der Bergleute	23
Nachuntersuchungen über Tage	24
Untersuchungen auf Zeche Langenbrahm unter Tage	29
Nachuntersuchungen über Tage	32
Vergleichende Tabellen über die Ergebnisse auf beiden Zechen	34
Die Störungen durch das Augenzittern	36
a) Objektive Erscheinungen	36
b) Subjektive Beschwerden	36
1. Störungen der Sehschärfe	37
2. Scheinbewegungen	37
3. Kopfschmerz und Schwindel	38
Die Ursachen des Augenzitterns der Bergleute	42
Zusammenfassung	47
Literatur	49

Einleitung.

Das Augenzittern der Bergleute (Nystagmus) ist nicht nur eine der typischsten Berufskrankheiten, sondern auch vielleicht die häufigste. Wir können auf Grund früherer und unserer Untersuchungen annehmen, daß in Europa sehr viele Bergleute daran leiden. Es ist deshalb schon seit Jahrzehnten alles daran gesetzt worden, um die Ursache dieser Erkrankung zu klären und dadurch die Bergleute von diesem Übel zu befreien.

Die Bekämpfung dieser Krankheit ist wirtschaftlich von größter Bedeutung, denn es ist klar, daß die zu zahlenden Krankengelder, Pensionen, Entschädigungen und der durch den Arbeitsausfall bedingte Kohlen-Förderausfall der Wirtschaft jährlich Millionen kostet. In England wie in Deutschland hatte deshalb der Staat seit langem Kommissionen eingesetzt, die sich mit der Erforschung des Augenzitterns beschäftigen sollten. Bis jetzt ist ein praktischer Erfolg noch ausgeblieben. Das liegt zum Teil daran, wie gerade unsere Arbeit zeigen soll, daß die grundlegenden Vorarbeiten, d. h. **Untersuchungen unter Tage**, bisher unterblieben sind.

Die **geographische Verbreitung** der Häufigkeit des Augenzitterns ist nun sehr verschieden. In England hat man direkte Karten des ganzen Landes über die Häufigkeit angelegt. In diesem Lande hat die Zahl der erkrankten Augenzitterer nach Annahme des in seiner Fassung sehr eigentümlichen Entschädigungsgesetzes (siehe S. 3) außerordentlich zugenommen. Alle Statistiken, die wir in unseren Kurven über Deutschland und England bringen, beziehen sich bis heute nur auf Feststellungen der Augenzitterer nach Untersuchungen über Tage.

Von Deutschland ist noch keine Karte über die Verbreitung des Augenzitterns angelegt, doch ist bekannt, daß in Schlesien bedeutend weniger Augenzitterer sich krank oder invalide gemeldet haben als im Ruhr- und Rheingebiet (siehe Tabelle im Anhang).

Interessant wäre auch eine **Weltkarte über die Verbreitung des Augenzitterns der Bergleute**; am meisten scheint es in **Belgien, Deutschland (Ruhrgebiet) und England** verbreitet zu sein, wenig in Rußland und gar nicht in Amerika, d. h. nach den Krankmeldungen (Fehlen der sozialen Gesetzgebung); wie es in Wirklichkeit steht, müßten besondere Untersuchungen klarlegen.

Statistik.
(Zahl der an Augenzittern erkrankten Bergleute.)

Die ersten Beobachtungen über die als Augenzittern oder Nystagmus bezeichnete Krankheit der Bergarbeiter sind in unserem Ruhrgebiet in den siebziger Jahren des vergangenen Jahrhunderts gemacht worden. Im Jahre 1874 veröffentlichte der Begründer der Lehre des Augenzitterns der Bergarbeiter, Sanitätsrat Dr. Nieden, Bochum, seinen ersten Bericht über diese Krankheit, die vordem kaum beobachtet worden war. 1894 gab er die erste umfassende Ausarbeitung über das Augenzittern der Bergarbeiter heraus. Er hatte bis zu diesem Zeitpunkte bereits 2000 derartige Fälle behandelt. — Später sind dann zahlreiche, kaum mehr übersehbare Abhandlungen über diese Erkrankung in Deutschland, Frankreich, Belgien, England erschienen. — Wir verweisen auf die Literaturzusammenstellung bei Ohm.

Im folgenden bringen wir Kurven über die Zahl der Augenzitterer in Deutschland und England. Es handelt sich bei diesen Zahlen um offizielle Angaben der Behörden. Wenn man aber die beiden Länder vergleichen will, so muß man die jetzigen Bestimmungen kennen, die zur Krankmeldung bzw. Invalidisierung führen. Der deutschen Kurve liegen die Krankmeldungen zugrunde aus der Statistik des Allgemeinen Knappschaftsvereins bzw. der jetzigen Ruhrknappschaft, die nur ein Teil der Reichsknappschaft ist. Diese Kasse ist die gesetzliche Zwangskrankenkasse der Bergleute. Die Statistik der Krankenkasse wiederum beruht auf den Angaben der Knappschaftsärzte, die die einzelnen Bergleute wegen Augenzitterns krankgeschrieben haben. Daraus geht hervor, daß diese Statistik nur die Augenzitterer bringt, die wegen Augenzitterns als krank geführt werden und daß sie nichts besagt über die wirkliche Zahl der Augenzitterer der Gesamtbelegschaft. Jeder Bergmann kann, wenn er an Augenzittern leidet, 26 Wochen in Deutschland krank feiern. Er darf dann natürlich nicht im Bergwerk arbeiten.

Die Zahl der wegen Augenzitterns invalidisierten Bergleute beruht ebenfalls auf den Angaben der Knappschaftskasse, die sich wiederum auf ein Gutachten der Augenärzte stützt. Die Bestimmungen der Knappschaft, nach denen die Invalidisierung vorgenommen wird, sind zur Zeit folgende:

a) „Die Rechtsprechung hält bei Augenzittern die Fähigkeit zur Verrichtung der Berufsarbeit in einem ausreichenden Maße dann für vorliegend, wenn das Augenzittern bei herabgesetzter oder künstlicher Beleuchtung bei dem Blick in die Ferne geradeaus nicht ausgelöst wird. Auch in dem Falle, daß durch Blick nach oben Augenzittern ausgelöst wird, aber sofort verschwindet, wenn der Blick wieder geradeaus gerichtet wird, ist nach der Rechtsprechung Berufsfähigkeit zu bejahen.

b) In den Grenzfällen kann die für den Regelfall vorgesehene Richtlinie (unter a) nicht immer streng berücksichtigt werden, sondern es muß dem pflichtgemäßen Ermessen des gutachtenden Augenarztes überlassen bleiben, ob er auf Grund seiner Beobachtung und Kenntnis der Augenzitterer auf Berufsfähigkeit oder auf Berufsunfähigkeit gutachtet.

In diesen Fällen bitten wir, in dem Invalidisierungsgutachten unter IV, 1 (Fragen nach der Fähigkeit zur Berufsarbeit) anzugeben, aus welchen besonderen Gründen die im Regelfall Anwendung findende Richtlinie für die fachärztliche Beurteilung nicht maßgeblich gewesen ist.

Pflichtet der Knappschafts-Oberarzt der Auffassung des Augenarztes nicht bei, so wird dem letzteren die oberärztliche Begutachtung zur Kenntnis und Stellungnahme zugefertigt.

c) **Bedingt nach den Richtlinien unter a bzw. b das Augenzittern Unfähigkeit zur Verrichtung der wesentlichen bergmännischen Arbeiten oder einzelner dieser wesentlichen bergmännischen Arbeiten gleichwertigen Arbeiten unter Tage, dann ist Berufsunfähigkeit schlechthin anzunehmen und nicht mehr in Betracht zu ziehen, ob der Augenzitterer etwa die eine oder andere gleichwertige Arbeit über Tage noch verrichten kann.**

Wird unter IV, 1a und IV, 1b des Invalidisierungsgutachtens bescheinigt, daß der Versicherte infolge des Augenzitterns die wesentlichen und die gleichwertigen Arbeiten unter Tage nicht verrichten kann, dann ist die Frage IV, 1c (welche gleichwertigen Arbeiten über Tage verrichtet werden können) gegenstandslos, und wir ersuchen, die Frage IV, 1c überhaupt nicht zu beantworten, damit auch ein formeller Widerspruch vermieden wird." —

Bei diesen Bestimmungen handelt es sich lediglich um die Berufsunfähigkeit, nicht um den Begriff „krank". Es kann also ein Bergmann wegen Berufsunfähigkeit invalidisiert werden, ohne noch krank geschrieben zu sein. Seit dem Jahre 1924 ist in das Gesetz die vorübergehende Berufsunfähigkeit eingeführt.

Die Bestimmungen geben eine ziemlich strittige Grundlage zur Beurteilung der Invalidisierung. Wir kommen später darauf zurück.

Die englische soziale Gesetzgebung für die Bergarbeiter ist nun von der deutschen völlig verschieden. Zunächst besteht in England keine Knappschaftskrankenkasse, überhaupt keine Zwangskrankenkasse. Es gibt nur eine gesetzliche Verpflichtung der Zechenbesitzer, gewisse im Gesetz genau bezeichnete Krankheiten, die im Beruf erworben sind, zu entschädigen. In dem betreffenden Gesetz ist auch das Augenzittern aufgeführt. Es heißt darin wörtlich: "The disease known as miner's nystagmus, wether occuring on miners or others, and wether the symptom of oscillation of the eyeballs be present or not."

In deutscher Übersetzung:

„Das als Augenzittern der Bergleute bekannte Leiden, welches bei Bergleuten oder anderen Arbeitern vorkommt, gleichgültig, ob das Symptom des Zitterns der Augäpfel vorhanden ist oder nicht."

Diese Abfassung ist natürlich unlogisch. Es ist ein Augenzittern ohne Augenzittern.

Die Zahl der Augenzitterkranken auf den Gruben ist sicher viel größer als die Statistiken erwähnen, wie schon andere Augenärzte vermuteten. Nieden nahm 3,5 vH, Ohm 5 vH, Lindemann

5 vH, der Engländer Court 34 vH, der Franzose Dransart 15 vH, der Belgier Romiée 21 vH, der Engländer Evans 25 vH an.

Wie erwähnt, beruhen die Zahlen unserer Kurven nur auf den Angaben der Bergleute, die sich krank meldeten. Über die wirkliche Zahl der Augenzitterer sagen sie nichts aus. Betrachten wir zunächst einmal die Kurven des deutschen Ruhrgebietes. Kurve 1 zeigt uns die Zahl der mittleren Belegschaft und der wegen Augenzitterns Krankgemeldeten. Die Belegschaftsziffer fällt im 2. Kriegsjahr 1915 und steigt dann stark bis 1921, um seitdem ständig bis heute zu fallen.

Die Ursachen dieser Schwankungen sind teils der Krieg direkt, teils wirtschaftliche Gründe. Die hohe Belegschaftszahl kurz nach dem Kriege

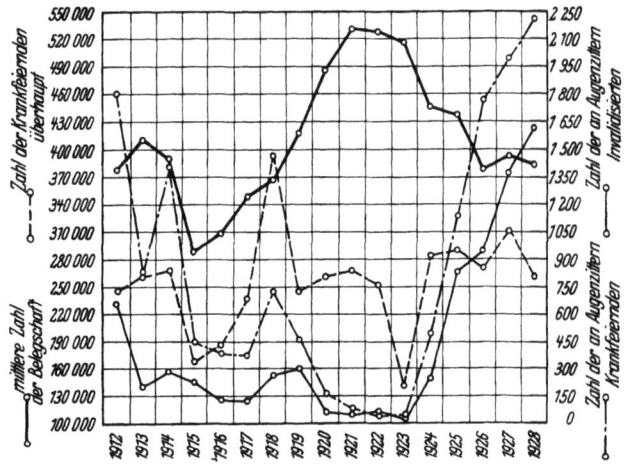

Abb. 1. Deutschland (Ruhrknappschaft). Mittlere Zahl der Belegschaft und Zahl der Krankfeiernden überhaupt (linke Koordinate). Zahl der an Augenzittern Krankfeiernden und Zahl der an Augenzittern Invalidisierten (rechte Koordinate).

ist wohl bedingt durch die Wiedereinstellung vieler vom Heer Entlassener, die verkürzte Arbeitszeit usw., während der Abfall der Belegschaftsziffern mit der Rationalisierung des Bergbaues und der Weltüberproduktion zusammentrifft.

Im Vergleich mit den Belegschaftsziffern verhält sich die Zahl der Augenzitterer wesentlich anders. Ein Abfall 1916, ein Anstieg 1918 und dann ein Tiefstand bis fast zum Verschwinden 1922 (31! Augenzitterer). Seit 1923 ein enormer Aufstieg von 31 auf über 2000.

Die Kurven der wegen Augenzitterns Invalidisierten verlaufen ganz ähnlich, wie Kurven 2—4 zeigen; während sich die Kurven der Belegschaftsziffer und der Augenzitterer bei den Krankfeiernden schon 1926 schneiden, ist dies bei den Invalidisierten erst 1927 der Fall, was ja verständlich ist, da sich die Leute zunächst krank melden und später erst Antrag auf Invalidität stellen.

Dies enorme Anschwellen der Zahl der Augenzitterer hatte sicherlich kein Bearbeiter des Augenzitterns erwartet, steht doch selbst im Verhandlungsbericht der deutschen Nystagmuskommission vom 12. April

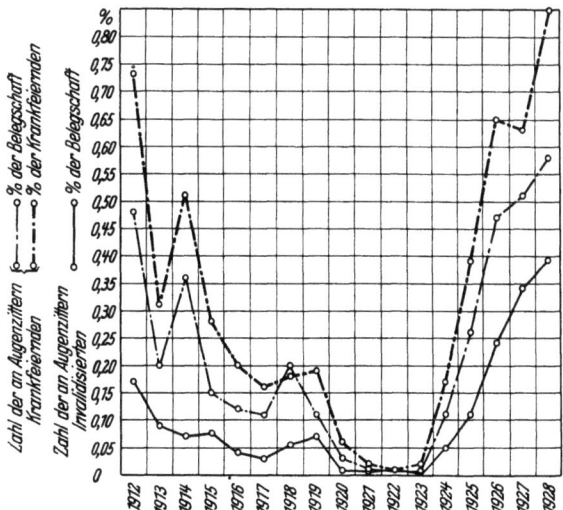

Abb. 2. Deutschland (Ruhrknappschaft). Zahl der an Augenzittern Krankfeiernden in Prozenten der Belegschaft und der krankfeiernden Bergleute überhaupt. Zahl der an Augenzittern Invalidisierten.

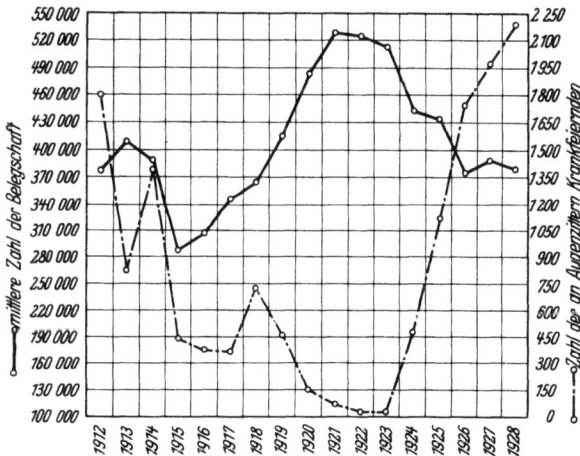

Abb. 3. Deutschland (Ruhrknappschaft). Absolute Zahlen· mittlere Belegschaftszahl und Zahl der an Augenzittern Krankfeiernden.

1922, daß das Augenzittern in den letzten Jahren, also vor 1922, erheblich nachgelassen habe. Auch Prof. Dr. Bruno Heymann und Dr. Karl Freudenberg-Berlin hatten aus dem statistischen Material 1925 den Schluß abgeleitet, daß das Augenzittern der Bergarbeiter im Ruhrgebiet in dauernder Abnahme begriffen sei. Das war nicht richtig, denn die Kurve stieg plötzlich an von 1924 bis zum Jahre 1928, in dem die Zahl der Krankfeiernden enorm ist und auch die Zahl der Invalidisierten stark zugenommen hat. Die Abnahme des Augenzitterns hat sich also in das Gegenteil verwandelt, und worin sind die Ursachen dafür zu suchen?

Es könnte nun gesagt werden, die Zunahme der Krankmeldungen wegen Augenzitterns sei eine Folge der heutigen Arbeitsweise (70—80 vH maschinell). Demgegenüber aber möchten wir doch hier schon betonen, daß die heutigen Arbeitsbedingungen, insbesondere hinsichtlich der Beleuchtung unter Tage, denen des Jahres 1923 nicht nachstehen, im Gegenteil besser sind (siehe darüber auch unsere Beobachtungen), da die Verbreitung der elektrischen Grubenlampen seitdem noch zugenommen

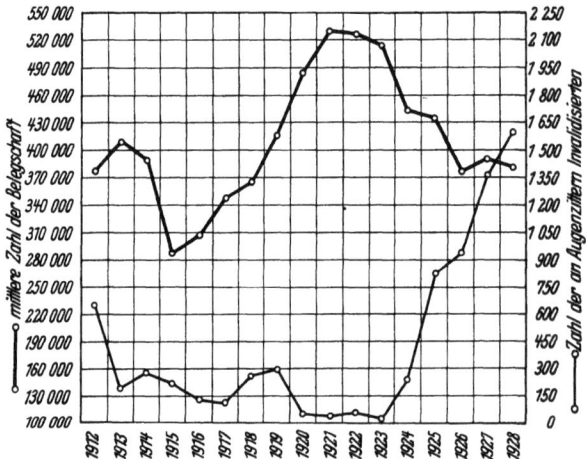

Abb. 4. Deutschland (Ruhrknappschaft). Absolute Zahlen: mittlere Belegschaftszahl und Zahl der wegen Augenzitterns Invalidisierten.

hat. — Die direkte Maschinenwirkung (Stoß usw.) kann keine ausschlaggebende Rolle spielen, wie unten auseinandergesetzt werden wird.

Welches sind aber die wirklichen Gründe dieser starken Schwankungen? Wir müssen feststellen, daß eine gewisse Gleichmäßigkeit der Beziehung zwischen der Anzahl der Krankmeldungen und der Wirtschaftslage vorhanden ist. Es ist besonders eigenartig, daß die jemals erreichte höchste Belegschaftsziffer gleichzeitig die geringste Krankenziffer an Augenzittern aufweist; hatten wir doch 1922 bei einer Gesamtdurchschnittsbelegschaftszahl von 525000 Bergleuten nur 31! Augenzittererkrankungen = 0,01 vH der Zahl der Krankfeiernden überhaupt. 1925 war das Verhältnis folgendermaßen: Belegschaftszahl 434000 und Augenzittererkrankungen 1124 = 0,4 vH. Von Jahr zu Jahr steigt nun die Zahl, bis wir im letzten Jahre, 1928, bei einer Belegschaftszahl von 380000 Bergleuten 2194 Augenzittererkrankungen = 0,85 vH der Krankfeiernden überhaupt hatten (siehe Kurven 1 und 3). Im gleichen Sinne stieg auch die Zahl der an Augenzittern invalidisierten Bergleute (siehe Kurve 2).

Analog dieser Tatsache ist die Erscheinung im Jahre 1914, dem Jahre des Ausbruchs des Weltkrieges. In dem Verhandlungsbericht der Nystagmuskommission vom 12. April 1922 führt Professor Ohm diese Erscheinungen auf den Kriegsausbruch zurück, was auch wir voll und ganz unterstreichen. Eine ganze Anzahl von Leuten meldete sich krank, um der Einziehung zum Heeresdienst zu entgehen. Die gleiche Beobachtung ist in England gemacht worden (vgl. Kurven 5 bis 8 über England im Anhang). **Während des Krieges gingen dann die Krankmeldungen wegen Augenzitterns stark zurück, da die Wirtschaftslage unverändert blieb.** Unter anderem ist in Betracht zu ziehen, daß der Verdienst ein guter war, da sehr viel Überschichten verfahren werden mußten. Aber dennoch nahm die Krankmeldung ab. Sehen wir von dem guten Verdienst ab, dann muß noch besonders erwähnt werden, daß ein Mann, der zu häufig krank feierte, sich der Gefahr aussetzte, nicht wieder reklamiert zu werden (die meisten Bergarbeiter waren reklamiert). Das mag dazu beigetragen haben, daß die Augenzitterer trotz etwaiger Beschwerden weiterarbeiteten.

1918 bzw. 1919 weisen die Kurven (3 und 4) der Krankmeldungen und Invalidisierungen einen Sprung nach oben auf. In den folgenden Jahren tritt plötzlich die paradoxe Erscheinung ein, daß trotz maximalster Belegschaftsziffer das Augenzittern sowohl als Krankmeldung als auch als Invalidisierung auf ein Minimum herabfällt. Wofür spricht das? 1920/21 waren die Jahre einer wirtschaftlichen Scheinblüte, die zu einer relativ günstigen Verdienstspanne führten. Um diese Gelegenheit wahrzunehmen, wurde das Augenzittern nicht beachtet und daher auch die anormale Kranken- und Invalidenziffer.

Diese Frage wurde auch in einer Versammlung der Nystagmuskommission erörtert. Damals sprach Bartels die Meinung aus, es seien wirtschaftliche Gründe, die den damaligen enormen Abfall der Zahl der Augenzitterer bei erhöhter Belegschaftszahl bedingt habe; in Wirklichkeit sei die Zahl der Zitterer viel höher, die Bergleute meldeten sich nur aus wirtschaftlichen Gründen nicht krank.

Um eine genaue Statistik über die Zahl der Augenzitterer zu bekommen, stellte damals Bartels bei der Ruhrknappschaft den Antrag, durch einen besonderen Augenarzt Untersuchungen unter Tage auszuführen. Dieser Antrag wurde abgelehnt; gerade auch von den Bergleuten, den Knappschaftsältesten, mit der Begründung, das Augenzittern sei am Erlöschen. In der Antwort heißt es wörtlich (14. August 1922): „In der Sitzung vom 10. August 1922 haben die anwesenden Knappschaftsältesten übereinstimmend die Auffassung vertreten, daß das Augenzittern am Erlöschen sei und der Rückgang des Augenzitterns in der Statistik des Allgemeinen Knappschaftsvereins (jetzt Ruhrknappschaft) nicht etwa in der Hauptsache auf wirtschaftlichen Verhältnissen beruhe. Ihre zum Teil persönlichen Wahrnehmungen gingen dahin, daß das Augenzittern zurückgegangen sei durch die Besserung der Arbeitsverhältnisse, namentlich an solchen Stellen, an denen die Augen früher der unmittelbaren Einwirkung des Staubes besonders ausgesetzt gewesen seien (Überhauen). Die Ältesten haben deshalb der Anstellung eines besonderen Arztes zur Untersuchung des Augenzitterns nicht zugestimmt."

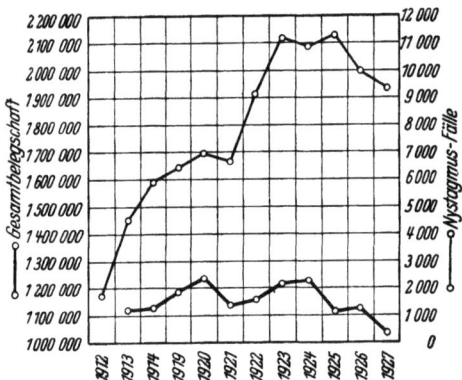

Abb. 5. England. Absolute Zahlen: Gesamtbelegschaft und Zahl der entschädigten Fälle von Augenzittern (Nystagmus).

Wie sehr sich die Knappschaftsältesten getäuscht haben, zeigt das enorme Anschwellen der Zahl der wegen Augenzittern Krankfeiernden und Invaliden der folgenden Jahre (siehe unsere Kurven 1—4 und Tabelle 1).

Es ist außerordentlich bedauerlich, daß nicht schon 1922 Untersuchungen unter Tage ausgeführt sind. Wir hätten dann ein wertvolles Vergleichsmaterial, das wir jetzt erst mit unseren Untersuchungen beginnend, schaffen müssen.

1923, in der Zeit der voranschreitenden Inflation, wird man als Ursache des Tiefstandes der Augenzittermeldungen wohl die niedrigen Krankengelder und Renten, die die Knappschaft wegen ihrer schlechten finanziellen Lage gewährte, in Betracht ziehen müssen. — Entschieden anders aber gestaltet sich das Bild in den folgenden 5 Jahren (1924 bis 1928), in denen eine verstärkte Zunahme der Krankmeldungen und Invalidisierungen höchsten Grades festgestellt ist. Diese Tatsache beruht nun darauf, daß die Wirtschaftslage des Bergbaues und dadurch die Verhältnisse am Arbeitsmarkt immer schwieriger wurden, so daß ein langsamer Abbau der Belegschaften stattfinden mußte. Außerdem besserte sich infolge Stabilisierung die Währung und in Verbindung damit besserten sich auch entsprechend die Krankengelder und Knappschaftspensionen. Deshalb mußten Untersuchungen unter Tage angestellt werden, wenn die wirkliche Verbreitung des Augenzitterns festgestellt werden sollte. —

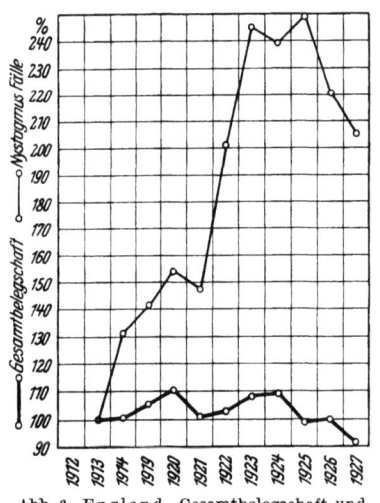

Abb. 6. England. Gesamtbelegschaft und entschädigte Augenzittererfälle 1913 = 100 vH gesetzt.

Wenn wir die Kurven (Abb. 5 und 6) der wegen Augenzitterns Entschädigten in England betrachten im Vergleich mit der Belegschaftsziffer, so ist zunächst zu bemerken, daß letztere bei weitem nicht so schwankt, wie die Zahl der Belegschaft im Ruhrgebiet. Die englischen Kurven für Augenzittern der Belegschaft folgen sich von 1914—1921. Dann schwillt die Zahl der an Augenzittern Erkrankten sehr erheblich an, bei nur geringer Vermehrung der Belegschaft. Sie sinkt im allgemeinen dann wieder gleichmäßig mit der Belegschaftszahl bis 1927. Neuere Zah-

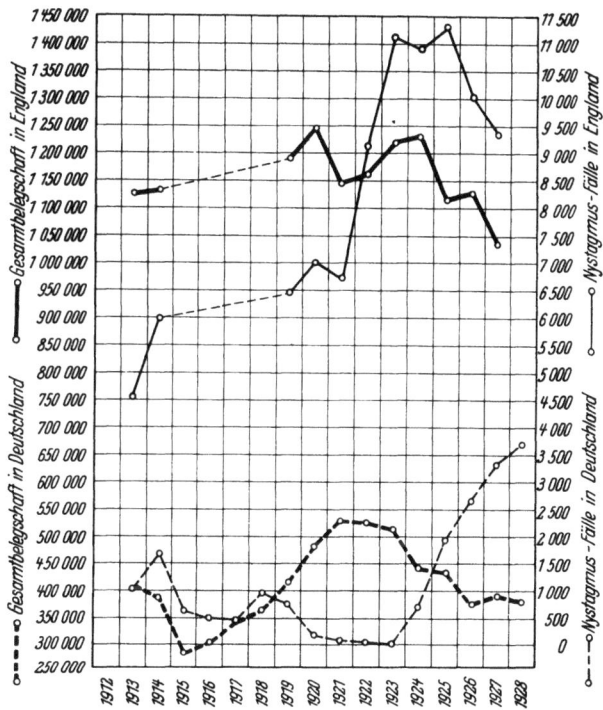

Abb. 7. Vergleichende absolute Zahlen der Gesamtbelegschaft und der Fälle von Augenzittern (Nystagmus) in Deutschland und in England (für letzteres fehlen die Zahlen von 1915—1918).

len waren leider nicht zu erhalten. Die Zahlen während der Kriegszeit 1914—1918 gibt England auch heute (1930) noch nicht bekannt!

Es ist klar, daß für dieses Schwanken der Zahl der Augenzitterer in England nicht etwa die Verhältnisse in den Gruben verantwortlich zu machen sind, denn diese sind seitdem gleich geblieben. Dagegen haben sich durch das oben erwähnte Gesetz die Entschädigungsverhältnisse für das Augenzittern wesentlich geändert. Also auch hier sind es wirtschaftliche Gründe, die die Statistik der Zahl der Augenzitterer bestimmen. Auch diese Zahlen sagen uns über die wirkliche Anzahl von Augenzitterern in den Kohlengruben Englands nichts aus. Auch sie müßten durch Untersuchungen unter Tage, wie wir sie aus-

10 Eigene Untersuchungen unter Tage.

geführt haben, geklärt werden. Seit 1925/1926 sind die Verhältnisse in England anscheinend ziemlich stabil, da seitdem die Belegschaftsziffer und Krankenzahl gleichmäßig sinkt.

Wie früher erwähnt, sind wegen der Verschiedenheit der sozialen

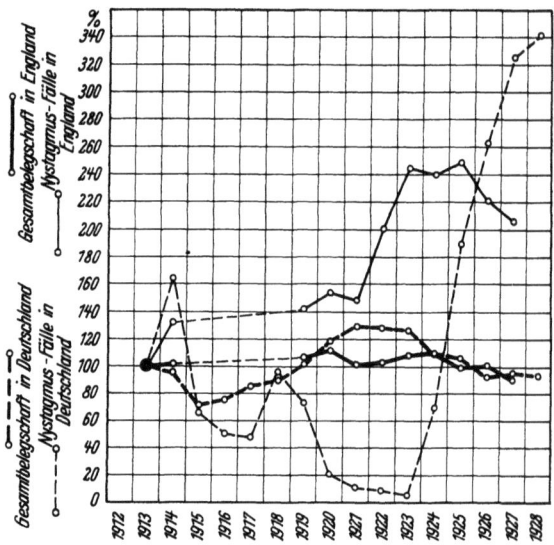

Abb. 8. Vergleichende relative Zahlen (1913 = 100 vH gesetzt) der Belegschaft und Fälle von Augenzitterern in Deutschland und in England.

Tabelle 1. Vergleiche England—Deutschland.

Berichtsjahr	Gesamt-belegschaft England	Gesamt-belegschaft Ruhrgebiet	Augenzitter-kranke Deutschland	Invaliden wegen Augenzittern	
				England	Deutschland
1913	1 127 890	409 271	825	4 550	195
1914	1 133 746	388 385	1 391	5 992	277
1919	1 191 313	415 736	451	6 449	294
1920	1 248 224	483 570	156	7 028	56
1921	1 144 311	529 078	72	6 717	39
1922	1 162 754	525 316	31	8 155	56
1923	1 220 431	513 654	30	11 142	18
1924	1 230 248	443 321	483	10 906	234
1925	1 117 828	434 238	1 124	11 334	813
1926	1 128 209	375 782	1 750	10 041	929
1927	1 037 391	389 639	1 953	9 365*	1 357

* Nicht endgültig.

Augenzittern der Gesamtbelegschaft.

1913 $\begin{cases} E = 0,50 \text{ vH} \\ D = 0,04 \text{ vH} \end{cases}$ 1921 $\begin{cases} E = 0,5 \text{ vH} \\ D = 0,007 \text{ vH} \end{cases}$ 1925 $\begin{cases} E = 1 \text{ vH} \\ D = 0,19 \text{ vH} \end{cases}$

1914 $\begin{cases} E = 0,5 \text{ vH} \\ D = 0,07 \text{ vH} \end{cases}$ 1923 $\begin{cases} E = 0,9 \text{ vH} \\ D = 0,003 \text{ vH} \end{cases}$ 1926 $\begin{cases} E = 0,8 \text{ vH} \text{ (Streik)} \\ D = 0,24 \text{ vH} \end{cases}$

1927 $\begin{cases} E = 0,9 \text{ vH} \text{ nicht endgültig} \\ D = 0,34 \text{ vH} \end{cases}$

Gesetzgebung die Kurven vom Ruhrgebiet und von England nicht ohne weiteres zu vergleichen. Das einzige, was beide uns zusammen lehren, ist die Tatsache, daß wirtschaftliche Gründe die Statistik in beiden Ländern beeinflussen. Die Verhältnisse werden deutlich veranschaulicht auf den Kurven 7 und 8 und Tabelle 1, in denen die Nystagmusfälle von Deutschland und England zusammen dargestellt sind mit den Belegschaftsziffern, wobei das Jahr 1913 = 100 vH angenommen ist. Hier tritt auch am eindringlichsten in Erscheinung, in welch enormer Weise in Deutschland die Zahl der Erkrankungen zunimmt.

Wenngleich Augenzitteruntersuchungen an Bergleuten im Ruhrgebiet zu Tausenden ausgeführt wurden und werden, so war es doch bei unseren Untersuchungen das erstemal, daß der Arzt sich mit den Arbeitsverhältnissen unter Tage vertraut machte und dabei die Augenuntersuchungen an der Arbeitsstätte gleich vornehmen konnte, gegenüber den Untersuchungen über Tage, wo der Bergmann erst mehrere Stunden nach der Arbeit untersucht wird. Welche Unterschiede hierbei bestehen, werden unsere Untersuchungen beweisen.

Also, zunächst muß überhaupt einmal eine brauchbare Statistik geschaffen werden. Dann kann man erst ernsthaft an die vielen Fragen nach der Ursache des Augenzitterns herangehen. Wir müssen Zahlen erhalten, die unabhängig von wirtschaftlichen Gründen uns zeigen, wann, wo und unter welchen Umständen Augenzittern bei Bergleuten gefunden wird.

Wenn wir solche Zahlen besitzen, können wir Vergleiche anstellen über den Einfluß der verschiedenen Gruben, der mannigfaltigen Arbeitsbedingungen usw. Die bisherigen Statistiken über die Zahl der Augenzitterer sind daher in dieser Beziehung nicht zu gebrauchen.

Da diese Untersuchungen, bisher einzig in ihrer Art, zunächst besonderer Vorbereitungen bedurften, setzten wir uns mit dem Preußischen Oberbergamt in Dortmund in Verbindung, das uns wohlwollende Unterstützung zusagte und uns entsprechende Verhaltungsmaßregeln erteilte. Den Zechenverwaltungen sind wir für ihr bereitwilliges Entgegenkommen zu großem Dank verpflichtet. Es kam bei den Untersuchungen darauf an, diese bei vielen Leuten an möglichst vielartigen Betriebspunkten vorzunehmen, um dann auf Grund dieser verschiedenen Verhältnisse Schlüsse ziehen zu können.

Um festzustellen, welchen Einfluß die Güte der Beleuchtung, die mehr oder weniger starke Helligkeit auf das Augenzittern der Bergarbeiter hat, wurden Leute auf einer Grube mit guter, auf einer anderen mit weniger guter Beleuchtung untersucht. Gute Beleuchtung war auf der Schachtanlage *Minister Stein der Vereinigte Stahlwerke A.-G. in Dortmund-Eving*, die weitgehend elektrifiziert ist und in vielen Abbaubetrieben ortsfeste elektrische Lampen (Kabellampen) hat. — Nachdem der Betriebsrat zur Vermeidung von Beunruhigung über den Zweck der Untersuchungen unterrichtet worden war, wurde mit den Untersuchungen begonnen. Zwecks Führung im unterirdischen Betrieb wurde entgegenkommenderweise ein betriebserfahrener Beamter mitgegeben, der während der ganzen Untersuchungszeit ständiger Begleiter war und in mancher Beziehung auch selbst mithelfen konnte.

Zunächst ist es von Wichtigkeit, einige nähere Angaben über den Untersuchungsort zu machen. —

Die III. Sohle der *Zeche Minister Stein*, die Fördersohle, hat eine Teufe (Tiefe) von 380 m. Es herrscht hier ein Luftdruck von 792,2 mm bei 757,8 mm über Tage. Der ausziehende Wetterstrom (verbrauchte Grubenluft), dem vierteljährlich Proben zur Analysierung entnommen werden (bergpolizeiliche Vorschrift), enthielt bei der letzten Probeentnahme CH_4 0,05—0,28 vH und CO_2 0,08—0,24 vH, die natürlich in den einzelnen Betrieben schwankten. Die Menge des ausströmenden Grubengases (CH_4 Methan) ist in jedem Flöz (Kohlenschicht) verschieden, von 0,05 bis 0,4 vH. Die Durchschnittstemperatur unter Tage betrug 1926 = 20,74⁰ C und während der Untersuchungszeit = 20,03⁰ C. An den verschiedenen Betriebspunkten ist die Temperatur verschieden. Die höchste Temperatur vor einem Betriebspunkte war 23,50⁰ C, die niedrigste Temperatur vor einem anderen Betriebspunkt 15⁰ C. Im allgemeinen herrschte während der Untersuchungszeit ziemliche Trockenheit.

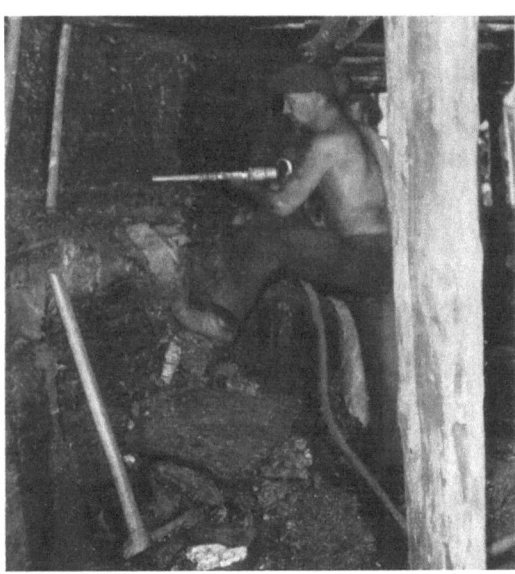

Abb. 9. Kohlengewinnung mit dem Abbauhammer. Man sieht besonders schön, wie die Kohle, in der der Hauer arbeitet, viel dunkler ist in der Aufnahme als das darunter liegende Gestein.

Am 30. November 1929 betrug die Feuchtigkeit der Luft unter Tage, am Schacht und vor Ort, im Durchschnitt 70,11 vH. —

Durch verschiedene Abbildungen gewinnt man einen kleinen Einblick über den Arbeitsort der Bergleute. — Gefördert wird Fettkohle (Weichkohle) aus Flözen mit einer Mächtigkeit von 1,10—2,0 m. Durch Störungen waren die Flöze an manchen Stellen bis auf 40 cm verschmälert. Das Einfallen der Flöze schwankte zwischen 4—20⁰. — Die Entfernung der Betriebspunkte vom Schacht, in denen Leute untersucht wurden, schwankte zwischen 500 und 2400 m. Die Gewinnung der Kohle erfolgte zu etwa 80 vH maschinell (Abbauhämmer, Schrämmaschinen s. Abb. 9, 10), zu etwa 20 vH durch Handarbeit (Hacke, Schießarbeit

s. Abb. 11). — Die Beleuchtung erfolgte durch elektrische Handlampen der Concordia Elektrizitäts-A.-G. in Dortmund (Ceag), während Benzinlampen nur von Beamten, Schießmeistern und Schießhauern zwecks Prüfung auf Schlagwettergefahr getragen werden. Die elektrischen Lampen der *Ceag* sind Akkumulatorenlampen, deren Kuppelglas entweder glatt oder mattiert prismatisch ist. Das Gewicht der elektrischen Lampe beträgt bei der Akkumulatorenlampe 4,2 kg, die Brenndauer 14—16 Stunden, die Lichtstärke 4 H. K. Die elektrischen Handlampen sind seit 1922 in Betrieb.

Bei den Untersuchungen wurde so vorgegangen, daß in erster Linie die Bergleute an den Betriebspunkten, d. h. vor Ort, wo die Kohle ge-

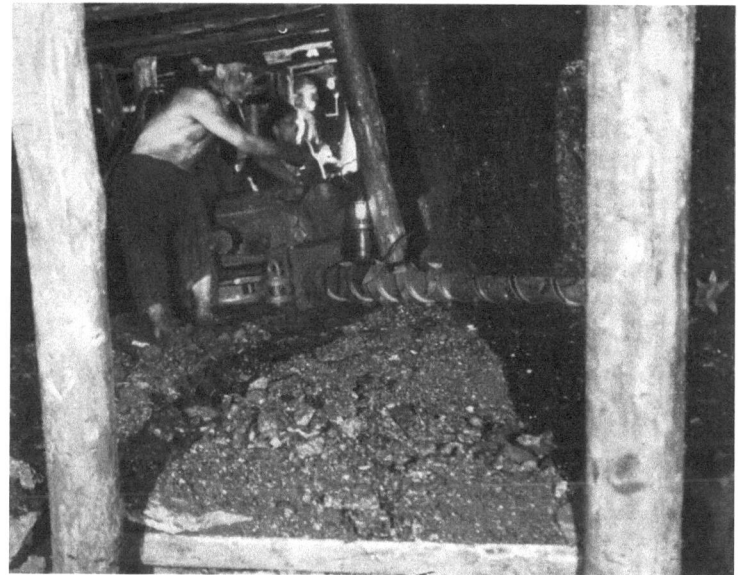

Abb. 10. Kohlengewinnung mit der Schrämmaschine. Elektrische Handlampe.

wonnen wird, untersucht wurden, um ein möglichst großes Material, besonders an Kohlenhauern, zu bekommen. Es wurde so eingerichtet, daß die Leute erst nach 4—5stündiger Arbeitszeit untersucht wurden, also nach einer Zeit, wo, wie bekannt, die intensivste Tätigkeit und der längste Dämmeraufenthalt vorangegangen ist. Die Untersuchungen fanden in der Zeit von 10—1 $^1/_2$ Uhr vormittags statt. In den ersten Untersuchungstagen bemerkten wir trotz Aufklärung von seiten der Betriebsratsmitglieder eine starke Zurückhaltung und gewisse Ängstlichkeit der Belegschaftsmitglieder. Nach persönlichen Aufklärungen über den wissenschaftlichen Zweck der vorgenommenen Untersuchungen und entsprechender Verbreitung unter den Belegschaftsmitgliedern gelang es uns allmählich, ohne größere Schwierigkeiten unsere Tätigkeit fortzusetzen.

14   Grubenverhältnisse und Art der Untersuchung.

Anders dagegen verhält es sich mit der jeweiligen Zeit der Untersuchung. Um 10 Uhr ist Frühstückspause und ab 1 Uhr ist gewöhnlich nach Lage des Arbeitsortes die Schicht zu Ende. Die wirkliche Arbeitszeit unter Tage beträgt $6^1/_4$ Stunden. Die übrige Zeit wird zu Ein- und Ausfahrt sowie Frühstückspause benötigt. Es erscheint von Wichtigkeit, auch hier wieder darauf aufmerksam zu machen, wie das früher

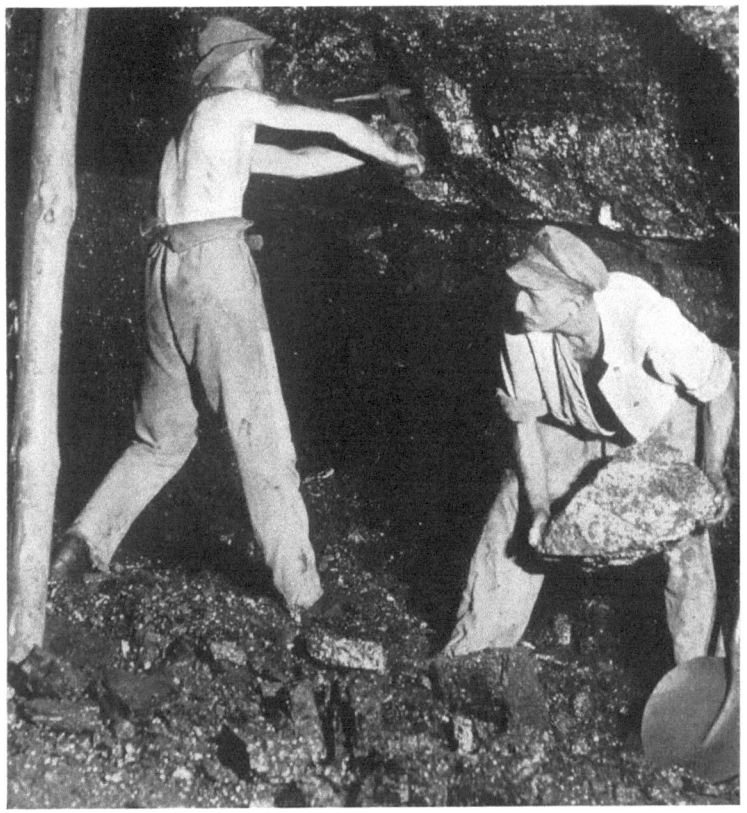

Abb. 11. Kohlengewinnung mit der Hacke.

schon bekannt war, daß durch die Arbeitsruhe das Augenzittern in manchen Fällen verschwindet, wie wir das später noch an anderer Stelle besonders erklären wollen.

Es war uns unmöglich, jeden einzelnen Mann der Belegschaft zu untersuchen, denn dann hätte die Untersuchung auf der *Zeche Minister Stein* bei einer Gesamtdurchschnittsbelegschaft unter Tage von 3493 Mann allein $^1/_2$ Jahr gedauert, bei monatlich 15 Grubenfahrten. Durch die Wechselschichten, Kürze der Untersuchungszeit und das sehr ausgedehnte Grubenfeld bedurfte es immer besonderer Überlegungen, um nicht an Arbeitsörter zu kommen, die schon befahren und untersucht waren. Ferner ist nicht außer acht zu lassen, daß mitunter unter schwierigsten Verhältnissen vereinzelte Bergleute aufgesucht werden mußten, was als ungewohnt an den Arzt besonders hohe Anforderungen stellte. — Wenn auch die Zeche Minister Stein zu den guten Gruben gehört, so gab es auch dort mitunter Schwierigkeiten zu überwinden. In erster Linie waren es dort die großen Entfernungen, die unsere Untersuchungen aufhielten.

Anders war es auf der kleineren *Zeche Langenbrahm I/III* in Essen-Rüttenscheid, wo zwar die zurückzulegenden Strecken geringer, aber die flache Lagerung der Kohle und die geringe Mächtigkeit der Flöze außergewöhnlich hohe körperliche Anforderungen stellte. —

Dr. Knepper untersuchte in der Zeit vom 1. Juni bis 31. Juli 1929 insgesamt 1076 Mann der Belegschaft von Minister Stein einschließlich einzelner Beamte; das sind 38,04 vH der Gesamtdurchschnittsbelegschaft unter Tage. Um diese 1076 Bergleute zu untersuchen, mußte Dr. Knepper 27 Grubenfahrten machen, eine Zahl, die beweist, wie schwer es ist, solche Untersuchungen unter Tage auszuführen. Meistens fuhren wir morgens an. Um aber auch möglichst ältere Bergleute zu bekommen, die vielfach nachts als Reparaturhauer usw. arbeiten, haben wir nicht versäumt, auch einen Teil der Nachtschicht zu untersuchen. Die Morgen- und Mittagschicht sind gleich, da Wechselschicht besteht, d. h. ein- oder auch mehrwöchentlich die Schichtweise wechselt. Sobald wir eingefahren waren, befuhren wir möglichst weit vom Schacht die Betriebspunkte. Es wurden auch Leute am Schacht (Füllort) und in den Sohlenstrecken untersucht, aber in erster Linie kam es bei unseren Untersuchungen auf die wirklichen Kohlenarbeiter an. Vor Ort angekommen, stellten wir unsere Lage fest, ließen uns vom Reviersteiger Ortstemperatur, sowie die Art der Arbeit, Kohlenart und Flözmächtigkeit angeben. Alles wurde eingetragen und dann die Untersuchung der Bergleute begonnen, ohne daß der Betrieb eine Unterbrechung erlitt. Zunächst wurde die Markennummer des Bergmanns aufgeschrieben. Weiterhin nach Krankheit, Militärzeit, Nationalität, Arbeitsjahren unter Tage, Arbeitsweise, Seh- und Hörkraft, Erblichkeit, Alkohol- und Tabakgenuß (Priem), Beleuchtungsvorzug (Benzin- oder elektrische Lampe) geforscht, so daß von einem jeden Mann eine kleine Vorgeschichte (Anamnese) aufgenommen wurde, die mit der Befragung nach den Beschwerden endigte. — Die eigentliche Untersuchung bestand darin, daß der Bergmann sich, wenn möglich, stellen, knien oder hinsetzen mußte. Die Lampen der näheren Umgebung wurden verdunkelt, d. h. es brannte nur die Lampe des zu untersuchenden Bergarbeiters in einiger Entfernung. Der Oberkörper und Kopf mußten gerade aufgerichtet sein. Mit dem Simonschen elektrischen Augenspiegel prüften wir dann die Pupillarreaktion und das äußere Auge. War dieser Befund normal, gingen wir an unsere eigentliche Aufgabe heran. Zunächst wurde bei geradeaus gerichtetem Blick festgestellt, ob schon Augenzittern bestand, und dazu der Spiegel wie in allen anderen Stellungen zu Hilfe genommen. Dann wurde nach folgendem Schema vorgegangen:

Blick geradeaus,
„ nach oben,
„ nach unten,
„ nach rechts,
„ nach links,
„ nach seitlich oben uud unten,
Kopf gebeugt, Blick geradeaus, oben, unten.

Je nach dem Befund fanden die Eintragungen statt. Die Intelligenz des Mannes und ein einwandfreier Befund konnten die Dauer der Untersuchung günstig oder ungünstig beeinflussen.

Nach Berufen geordnet wurden auf der *Zeche Minister Stein* untersucht:

Tabelle 2.

Beruf:	Kohlenhauer	Lehrhauer	Gedingeschlepper	Schlepper	Gesteinshauer
Zahl:	517	178	39	173	15
vH der Gesamtbelegschaft	14,9 vH	5,09 vH	1,1 vH	4,9 vH	0,4 vH
in vH der Untersuchten	48,47 „	16,54 „	3,62 „	16,78 „	1,39 „

Beruf:	Reparatur- und Zimmerhauer	Schlosser, Elektriker, Lokomotivführer	Bremser und Anschläger, Förderaufseher	Beamte
Zahl:	78	29	31	16
vH der Gesamtbelegschaft	2,2 vH	0,8 vH	0,8 vH	0,4 vH
in vH der Untersuchten	7,24 „	2,69 „	2,78 „	1,48 „

Von diesen wiederum können wir als direkt vor der Kohle befindlich 734 = 68,23 vH Bergleute bezeichnen. Wir haben die Schlepper nicht einbegriffen, da sie gerade auf der Zeche Minister Stein nur das Füllen der Kohlenwagen ausführen, also nicht direkt vor der Kohle tätig sind. Die übrigen Untersuchten waren mit Ausnahme der Gesteinshauer und einiger weniger Reparaturhauer in der Sohlenstrecke beschäftigt. Der Unterschied zwischen den Verhältnissen vor Ort und in der Sohlenstrecke besteht auf Minister Stein darin, daß in letzterer die Temperatur geringer, die Bewetterung etwas besser und die Arbeit zu fast 100 vH stehend bzw. sitzend (Lokomotivführer) ausgeführt wird. Außerdem fällt hier zum größten Teil das Arbeiten mit Abbau- und Bohrhämmern fort. — Die Beleuchtung erfolgt in den meisten Betrieben mit elektrischen Handlampen. Nur einige Betriebe wurden mit ortsfesten Kabellampen erleuchtet, die aber für unsere Bewertung nicht in Frage kommen, da sie erst seit kurzer Zeit, zuerst 1926, eingeführt worden sind. Die Arbeit der Kohlenhauer vor Ort erfolgt entsprechend der Mächtigkeit der Flöze zu 80 vH aufrechtstehend (s. Abb. 1—3) und nur zu 20 vH gebückt und ähnlich. Nur in Störungen, wo die Flözmächtigkeit durch Gebirgsdruck oder sonstige Gebirgsbildung (Sattel, Mulde, s. Abb. 12 u. 13) eine Verringerung erfährt, arbeiten die Bergleute in kniender Stellung.

Arbeitsmethoden.

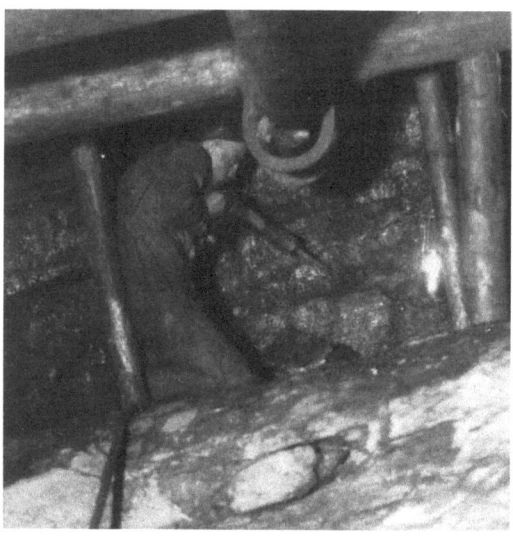

Abb. 12. Kohlengewinnung mit dem Abbauhammer. Blickrichtung immer nach unten, niemals direkt nach oben. Man beachte, daß die Kohle, in der der Hauer arbeitet, viel dunkler ist in der Aufnahme, als das darunter liegende Gestein. Die Kohle schluckt eben sehr viel Licht: Gestein und Holz reflektieren das Licht mehr.

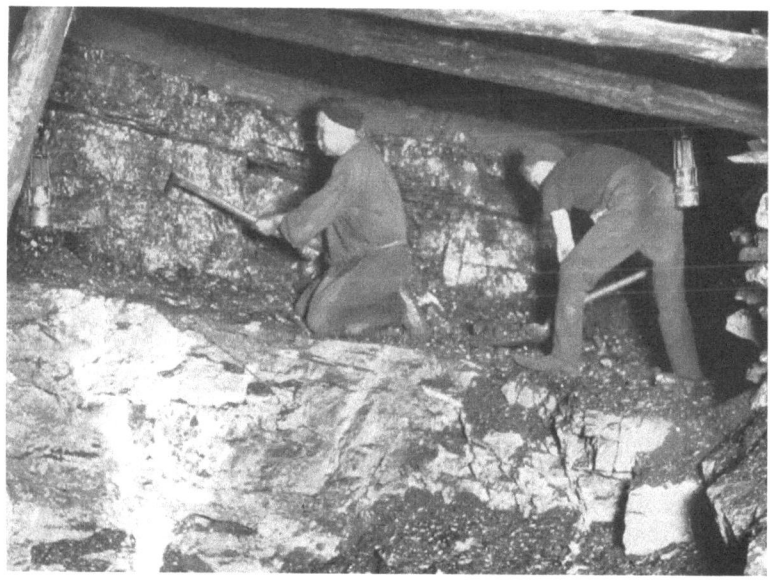

Abb. 13. Typische Arbeiten des Kohlenhauers (Kohlengewinnung mit der Hacke, Handarbeit) und des Lehrhauers (Schaufeln), Benzinhandlampe.

Liegende Stellung haben wir auf *Minister Stein* nicht beobachten können. Auffallend war, daß die Bergleute zum größten Teil von kleiner Gestalt sind, so daß sie bequem bei einer Flözhöhe von 1,60—1,70 m stehend arbeiten können. Sehen wir von einigen Abnormitäten in der Flözmächtigkeit ab, so können wir sagen, daß die Arbeitsstellung der meisten von uns Untersuchten eine aufrechtstehende war. Anliegende Bilder geben uns einen Einblick in einzelne Arbeitsweisen. — Wenn der Bergmann mit dem Abbauhammer den „Stoß", d. h. die Kohle lockert (s. Abbild. 14), so steht er etwas schräg-aufrecht, den Kopf ganz leicht in den Nacken gebeugt — beim Bearbeiten des Hangenden — und den Blick geradeaus auf den gerade hereinzugewinnenden Stoß gerichtet. Beim Bearbeiten des Liegenden ist der Rumpf nach unten gebeugt, die Blickrichtung ist also wieder gerade. — Die gelockerte Kohle wird mittels Schaufel in den meisten Fällen in eine am Kohlenstoß entlang mit Preßluft oder Elektrizität angetriebene Schüttelrutsche (s. Abb. 15) oder auf ein Transportband geladen. Die Rutsche bringt die Kohle bis zur unteren Abbaustrecke und entleert sie in den Kohlenwagen. Die Arbeit mit dem Abbauhammer ist anstrengend und erzeugt infolge der Arbeitsweise beim Rückschlag des Kolbens in den Zylinder, der etwa 1200—1400mal in der Minute erfolgt, ein Mitzittern des Armes, das wieder auf Kopf und Oberkörper überleitet. Genaues Hinsehen bei der Arbeit erfordert Anstrengung des Sehapparates. Die schon beschriebene Stellung der Augen ist in der Schicht fast stets die gleiche. Es besteht nur eine Ausnahme. Zur Sicherung seines Lebens benötigt der Bergmann in dem von der Kohle befreiten Gebiete eine Stützung des „Hangenden" (Decke), weil Steinfallgefahr besteht. Um dies zu verhindern, setzt er hölzerne bzw. eiserne „Grubenstempel" in bestimmter Anordnung so, daß sie fest zwischen Hangendem und Liegendem stehen.

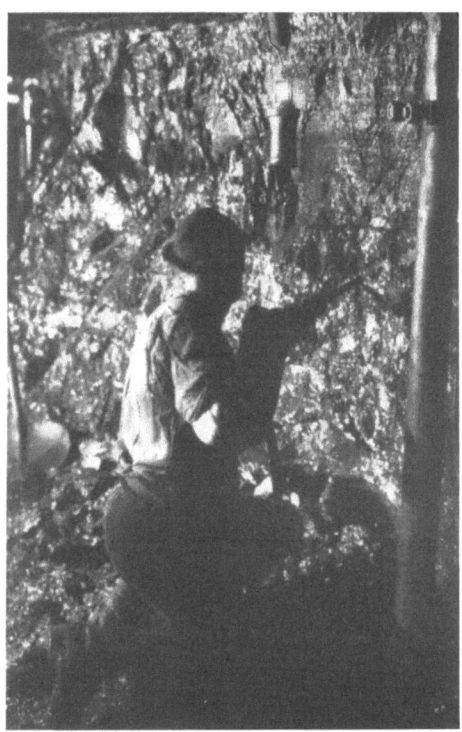

Abb. 14. Kohlengewinnung mit dem Abbauhammer.
Elektrische Handlampe.

Beim Setzen dieser Stempel muß der Bergarbeiter zur Orientierung kurz den Blick heben (s. Abb. 16). Das ist auf *Minister Stein* — natürlich nur eine Folge der günstigen Lagerung — sozusagen der einzige Fall, wo die meisten Bergleute bei der Arbeit eine von der gewöhnlichen Blickrichtung abweichende Augenstellung einnehmen müssen. — Bei den Gesteinshauern, die meistens im Querschlag (Strecke) usw. arbeiten, fanden wir stets aufrechtstehende Arbeitsweise, die höchstens durch den Körperdruck auf den Gesteinsbohrer etwas schräg war, bei geradeaus gerichtetem Blick (s. Abb. 17). — Die Beleuchtung an diesen Arbeitsörtern der

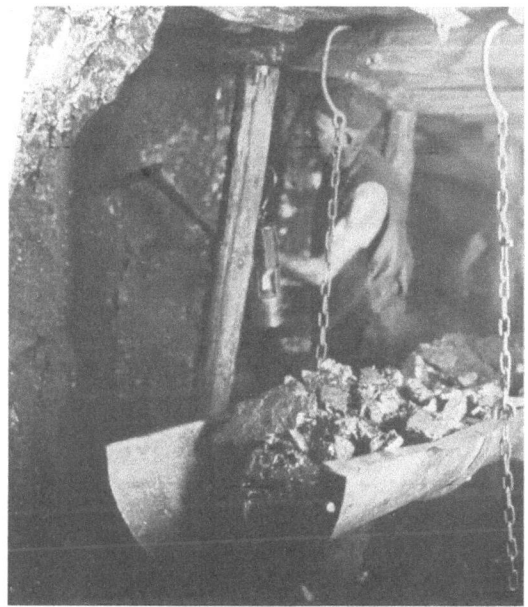

Abb. 15. Kohlengewinnung mit der Hacke. Schüttelrutsche. Benzinhandlampe.

Gesteinshauer erfolgte mit elektrischen Handlampen und Kabellampen, so daß stets eine erhebliche Helligkeit herrschte. — Wir kommen später noch auf andere Arbeitsweisen auf der Zeche Langenbrahm zurück.

Nachdem wir versucht haben, einen Einblick in die Arbeitstätigkeit vor der Kohle und dem Gestein zu geben — vergleiche Bilder — wollen wir im folgenden das Ergebnis unserer Untersuchungen auf dieser mit allen modernen Hilfsmitteln arbeitenden Zeche Minister Stein vorlegen. Die Zahl der durch uns Untersuchten, wie oben schon erwähnt, betrug 1076 Bergleute, das waren 38,04 vH der Gesamtbelegschaft unter Tage — siehe Tabelle 3. — Wir fanden unter diesen 1076 im ganzen 57 Bergleute, die am jeweiligen Untersuchungstage Augenzittern hatten, davon 41 vor Ort, 16 in der Sohlenstrecke. In Prozenten ausgedrückt hatten:

20 Untersuchungen auf Zeche Minister Stein.

5,29 vH der 1076 Untersuchten Augenzittern unter Tage,
5,58 „ Augenzittern vor Ort (von 734 Mann vor Ort),
4,67 „ Augenzittern der in der Sohlenstrecke Tätigen von 342 Mann,
5,37 „ Augenzittern der Gesamtzahl ausschließlich Beamte
5,52 „ Augenzittern der Gesamtzahl ausschließlich Beamte, Lokomotivführer und Schlosser,
6,64 „ Augenzittern ausschließlich Beamte, Schlepper, Lokomotivführer, Schlosser u. a.

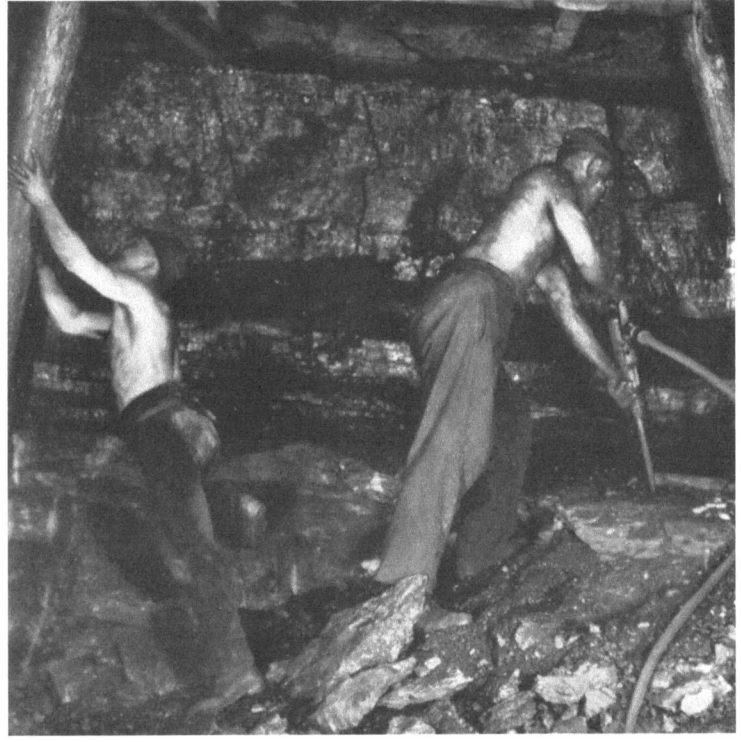

Abb. 16. Arbeiten im Gestein mit dem Abbauhammer. Blickrichtung nach unten. Elektrische Handlampe. Setzen eines Grubenstempels, Blick nach oben.

Von den einzelnen Arbeiterkategorien hatten Augenzittern:

Tabelle 3.

	Kohlenhauer	Lehrhauer	Gedinge-schlepper	Schlepper
Zahl	517	178	39	173
Augenzittern	40	1	—	—
vH	7,73 vH	0,56 vH	—	—

Nach der Nationalität geordnet befanden sich unter den Untersuchten Ostdeutsche (Ost- und Westpreußen, Posen, Schlesien) 182, Österreicher 15, sonstige Ausländer 3 (Jugoslaven); die übrigen waren größtenteils hiesige.

Wir wollen nun im folgendem noch einige kleine Tabellen einschieben, die allerdings keinen Anspruch auf vollständige Richtigkeit haben, da sie zum größten Teil nur auf Aussagen der Bergleute beruhen, im übrigen aber eine gewisse Bedeutung erlangten.

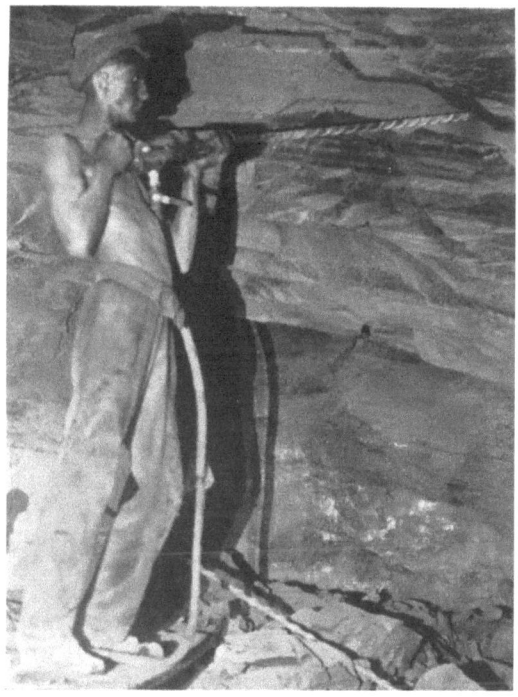

Abb. 17. Gesteinshauer mit der Bohrmaschine.

Tabelle 3 (Fortsetzung).

Gesteinshauer	Reparaturhauer	Lokomotivführer, Schlosser	Bremser usw.	Beamte
15	78	29	31	16
—	15	—	1	—
—	19,23 v H	—	3,22 v H	—

Tabelle 4.

	Kohlen-hauer	Lehr-hauer	Gest.-hauer	Rep.-hauer	Schlep-per	Schlos-ser	Bremser	Beamte
Jetzt Augenzittern unter Tage	40	1	–	15	–	–	1	–
Früher wegen Augenzittern behandelt	8	–	–	6	–	–	–	–
Früher angebl. Augenzittern und jetzt	20	1	–	9	–	–	1	–
Früher angebl. Augenzittern, jetzt nicht	9	–	–	1	–	–	–	–

Es hatten Augenzittern nach:

Arbeitsjahren	Kohlen-hauer	Lehr-hauer	Gest.-hauer	Rep.-hauer	Schlep-per	Schlos-ser	Bremser	Beamte
1— 5	–	–	–	–	–	–	–	–
6—10	3	1	–	1	–	–	1	–
11—15	2	–	–	–	–	–	–	–
16—20	5	–	–	–	–	–	–	–
21—25	9	–	–	4	–	–	–	–
26—30	15	–	–	3	–	–	–	–
31—35	5	–	–	4	–	–	1	–
36—40	–	–	–	2	–	–	–	–
41 und mehr	1	–	–	–	–	–	–	–

Obige Tabelle gibt uns die bisherige Arbeitsdauer unter Tage an. Eine Feststellung des Auftretens des Augenzitterns war nicht genau möglich, da wir uns auf die Aussagen der Bergleute im allgemeinen nicht verlassen konnten, zumal sehr viele mit sichtbarem Augenzittern Behaftete angeblich nichts vom Augenzittern wußten.

Nach unserer Aufstellung ist auf der Zeche Minister Stein der erste Augenzitterfall nach 7 Jahren Untertagearbeit aufgetreten. — Ohm hat seinen kürzesten Fall angeblich nach $2^3/_4$ Jahren. Jedenfalls behaupteten 2 Kohlenhauer, die 7 Jahre unter Tage gearbeitet hatten, bei denen wir Augenzittern feststellten, daß sie bewußt bisher noch nichts gemerkt hätten. Die meisten Augenzitterfälle hatten wir im 30. Lebensjahr; ihre Zahl betrug 9. Diese Zahl ist absolut; zur richtigen Verwertung müßte man die Zahl der Arbeiter in den verschiedenen Arbeitsjahren wissen — s. auch S. 31.

Diese Aufstellung hat nur einen bedingten Wert und kann erst durch spätere Untersuchungen eine gewisse Gleichmäßigkeit erlangen. Es ist nicht außer acht zu lassen, daß viele der untersuchten Bergleute während der Kriegszeit als Soldaten im Felde standen und damit der Bewertung des Augenzitterns entzogen werden. Außerdem verursachten einige Streiks längere Arbeitsruhe. Daß durch den Krieg die Zahl der Augenzitterfälle eine Verminderung erfahren hat, deren Beweis erst in etwa 5—10 Jahren zu erbringen ist, ist sicher.

Von 57 Augenzitterern waren Ostdeutsche = 24, Österreicher = 4, Hiesige = 29.

Besondere Obacht erforderte die Unterscheidung zwischen angeborenem und erworbenem Augenzittern. Ersteres fanden wir in einem Fall, wo es sich um eine hochgradige Myopie (Kurzsichtigkeit) handelte. —

Weitere Erkundigungen wurden eingezogen über den Genuß von Alkohol und Tabak. 99 vH der untersuchten Bergleute gaben beides zu, und von den Augenzitterleuten war nur ein einziger, der Alkoholgenuß verneinte. Das früher so allgemein ausgeübte Priemen (Kauen von Tabak) wurde bei den jüngeren Bergleuten der Zeche Minister Stein kaum noch festgestellt. — Was die Vererbung anbetrifft, so konnten wir zweimal feststellen, daß auch der Vater angeblich Augenzittern gehabt hatte. Auch haben wir selbst Fälle beobachtet, und zwar hatten

zweimal 2 Brüder Augenzittern, davon 2 Österreicher,
einmal 3 Brüder Augenzittern — Schlesier —.

Um nun exakte Untersuchungen vorzunehmen, hatten wir alle unsere Augenzitterfälle in der Städtischen Augenklinik Dortmund einzeln nachuntersucht. Mit zwei Ausnahmen konnten wir sämtliche Augenzitterer auch über Tage untersuchen. — Der Gang der Untersuchungen war folgender:

Ausgiebige Anamnese (Vorgeschichte — Allgemeines),
Äußere Augenuntersuchung,
Sehprüfung beim Blick geradeaus,
    „   Kopf gesenkt, Blick gehoben,
    „   „   gehoben, Blick gesenkt,
    „   „   seitlich.

Dann Spiegeluntersuchung im Dunkelzimmer. Daraufhin 2—3 Stunden Sitzen im Dunkelzimmer mit geringer elektrischer Grubenlampenbeleuchtung, ähnlich der Beleuchtung unter Tage. Erneute äußere Untersuchung. Rumpfbeugen nach vorn (20mal) und eventuell Kopfschütteln mehrmals. Außerdem ausgedehnte Untersuchungen in den mannigfaltigsten Stellungen — nach beifolgendem Schema:

Untersuchungsschema für das Augenzittern der Bergleute.

Name, Beruf, Alter, Zeche, Lampennummer;
  I. Bei Tageslicht:
    1. Im Stehen:
      a) Kopf senkrecht,
      b) „   nach hinten,
      c) „   „   vorn,
      d) „   „   rechts,
      e) „   „   links,
      Blick geradeaus wagerecht,
       „   nach oben geradeaus,
       „   „   „   rechts,
       „   „   „   links,
       „   geradeaus nach unten,
       „   nach unten rechts,
       „   „   „   links,

2. Dasselbe im Sitzen:
3. Nach schwerem Heben:
4. „ 10maligem Bücken:
5. „ aktivem Pressen:
6. In Rückenlage mit und ohne Pressen:
7. „ rechter Seitenlage;
8. „ linker Seitenlage:
9. „ Bauchlage:
10. Nach Kompression der Halssaugader:
11. „ Vorsetzen von Gläsern + 20 beiderseits:
II. Dasselbe nach Dunkelaufenthalt und nach Aufenthalt in einem Raum mit erhöhter Temperatur.
III. Dasselbe in einem Raum mit erhöhtem Luftdruck und erhöhtem Feuchtigkeitsgehalt.
IV. Untersuchung der Sehschärfe:
Bei Blick geradeaus:
„ „ nach oben:
„ „ „ unten:
„ „ seitlich:
„ erhobenem und gesenktem Kopf, vor allem im Zitterfelde.

Bei Vorhandensein von Augenzittern erfolgte in einigen Fällen eine Kurvenaufnahme mit Hilfe des Nystagmographen. Folgendes ist nun das Ergebnis unserer Untersuchungen über Tage:

Augenzittern unter Tage:
57 Bergleute

über Tage untersucht 55 Bergleute. Davon hatten Augenzittern über Tage mindestens in einer Blickrichtung
34 = 61,81 vH.

Nach 2 Stunden Dunkelzimmer hatten Augenzittern:
38 (+4) = 69,09 vH.

Nach Manipulationen (Rumpfbeugen, Kopfschütteln) hatten Augenzittern 48 (+14) = 87,2 vH.

Also ein Teil der unter Tage als Zitterer festgestellten Bergleute zeigte weder nach Dunkelaufenthalt noch nach sonstigen Manipulationen über Tage Augenzittern.

Das Augenzittern über Tage war sofort zu erkennen und anhaltend, während das erst nach 2 Stunden Dunkelraum und nach Manipulationen entstandene oder vermehrte Augenzittern vielfach nur von kurzer Dauer war.

Wie schon an einleitender Stelle erwähnt, zeichnet sich das Augenzittern dadurch aus, daß es in verschiedenen Blickrichtungen auftritt. Einen Beweis dafür sollen folgende kurzen Angaben bringen:

Ergebnis der Untersuchungen unter Tage bei 57 Augenzitterern:
19 Augenzittern bei gehobenem Blick.
4 Augenzittern bei gehobenem Blick und seitlich,
7 Augenzittern bei gehobenem Blick und geradeaus,
26 Augenzittern bei gehobenem Blick, geradeaus und seitlich,
1 Augenzittern bei gehobenem Blick, geradeaus, seitlich und unten.

Ergebnis der Untersuchungen über Tage bei 55 Augenzitterern:
21 kein Augenzittern,
14 Augenzittern bei gehobenem Blick,
3 Augenzittern bei gehobenem Blick und geradeaus,
13 Augenzittern bei gehobenem Blick, geradeaus und seitlich,
1 Augenzittern bei gehobenem Blick, geradeaus, seitlich und unten.

Ergebnis der Untersuchungen über Tage nach 2—3 Stunden Dunkelaufenthalt:

16 Augenzittern bei gehobenem Blick + 2,
1 Augenzittern bei gehobenem Blick und seitlich,
4 Augenzittern bei gehobenem Blick und geradeaus + 1,
15 Augenzittern bei gehobenem Blick, geradeaus und seitlich,
3 Augenzittern bei gehobenem Blick, geradeaus, seitlich und unten +2.

Ergebnis der Untersuchungen über Tage nach 2—3 Stunden Dunkelaufenthalt und Rumpfbeugen 20mal:

16 Augenzittern bei gehobenem Blick,
1 Augenzittern bei gehobenem Blick und seitlich,
12 Augenzittern bei gehobenem Blick und geradeaus + 8,
16 Augenzittern bei gehobenem Blick, geradeaus und seitlich + 1,
3 Augenzittern bei gehobenem Blick, geradeaus, seitlich und unten.

Das sind soweit die Untersuchungsergebnisse, die zeigen, daß zunächst unter Tage die Zahl der Augenzitterer groß ist. Es folgt dann über Tage eine Verminderung. Aber nach entsprechendem Dunkelaufenthalt und besonders nach körperlicher Bewegung tritt wieder eine Zunahme der Fälle ein, nur bei rund 10 vH der unter Tage Zitternden ließ sich in keiner Weise Augenzittern erzeugen. — Immerhin ist dieses sehr wichtig. Es gibt also eine Anzahl von Augenzitterern unter Tage, bei denen wir in keiner Weise das unter Tage deutliche Augenzittern über Tage nachweisen können, selbst nicht, wenn wir ein so ausführliches Schema anwenden, wie es hier veröffentlicht ist.

Eines der wichtigsten Kapitel für uns Augenärzte ist nun die Bestimmung der Sehschärfe der Augenzitterkranken, die zur Zeit das schwierigste Problem darstellt, zumal wir dabei rein auf die Aussagen der Bergleute angewiesen sind.

Es hatten bei den Untersuchungen über Tage:

Augenzittern bei gehobenem Blick 14 Bergleute. Bei diesen betrug der Visus (Sehschärfe):

$$\begin{aligned}
\text{beim Blick geradeaus } S &= 1 \quad \text{(normal) 11 mal}\\
\text{bei gesenktem Kopf } S &= 1 = 4 \text{ mal}\\
S &= 1/2 = 4 \quad „\\
\text{und gehobenem Blick } S &= 1/3 = 3 \quad „\\
S &= 1/4 - 1 \quad „
\end{aligned}$$

bei 2 Fällen nicht geprüft.

Augenzittern bei gehobenem Blick und seitlich: 3 Bergleute. Der Visus betrug:

$$\begin{aligned}
\text{geradeaus } S &= 1 = 2 \text{ mal}\\
\text{gehoben } S &= 1\\
S &= 1/2 = 1 \text{ mal.}
\end{aligned}$$

Augenzittern bei gehobenem Blick und geradeaus: 3 Bergleute. Der Visus betrug:

beim Blick geradeaus		bei gesenktem Kopf $S = 1 =$	
$S = 1$	$= 2$ mal		$S = 1/3 = 1$ mal
$S = 1/2$	$= 1 \quad „$	und Blick gehoben	$S = 1/5 = 1 \quad „$
$S = 1/3$	$=$		$S = 1/4 = 1 \quad „$

Augenzittern bei gehobenem Blick, geradeaus und seitlich: 13 Bergleute. Der Visus betrug:

beim Blick geradeaus $S = 1 = 7$ mal
                             $S = 1/2 = 1$ „
                             $S = 1/3 = 2$ „
                             $S = 1/4 = 3$ „
bei gesenktem Kopf $S = 1 =$
                             $S = 1/2 = 1$ mal
Blick gehoben $S = 1/3 =$
                             $S = 1/4 = 1$ „
                             $S = 1/5 = 1$ „
                             $S = 1/7 = 1$ „
bei starkem seitlichen
Blick nach Drehung $S = 1 = 1$ „.

Augenzittern bei gehobenem Blick, geradeaus, seitlich und unten: 1 Bergarbeiter. Der Visus betrug:

Blick geradeaus $S = 1/6 = 1$ mal
Kopf gehoben $S = 1/2 = 1$ „
Kopf nach links, Blick nach rechts $S = 1$ fast $= 1$ „.

In einem Falle, wo wir über Tage Augenzittern bei gehobenem Blick, geradeaus und seitlich hatten, fanden wir bei der Sehprüfung bei geradeaus gerichtetem Blick in sitzender Stellung die Sehschärfe fast 1 — normal —, während sie stehend nur fast $1/4$ betrug. Auch hier haben wir wieder einen Beweis, daß schon die geringste Anstrengung gewaltige Unterschiede hervorbringen kann, die für die Begutachtung von größter Wichtigkeit sind. — Unsere Sehprüfungen bedürfen noch verschiedener Methoden, um ein in etwa genaues Bild über den Einfluß des Augenzitterns zu geben. Das aber steht jedenfalls fest, daß das Sehvermögen bei den Augenzitterkranken besser ist, als es bisher bei Gutachtenuntersuchungen angegeben wurde. — Also eine nicht geringe Anzahl von Augenzitterern hat normale bzw. praktisch normale Sehschärfe im sogenannten Zitterfelde, d. h. bei einer Blickrichtung geprüft, in der Augenzittern bestand. Zur Beurteilung ist dies ein sehr wichtiges Ergebnis. Es besagt kurz, daß Augenzittern an und für sich keine Herabsetzung des Sehvermögens zu bedingen braucht. Wir haben bisher kein objektives Mittel, in solchen Fällen von Augenzittern festzustellen, ob ein Bergmann mit diesem Zittern praktisch normal sieht oder nicht. Wir wissen nicht, welche Umstände die Sehschärfe einmal so stark herabgesetzt haben, während sie in anderen Fällen kaum störend wirken. — Auch Ohm hat in seiner Arbeit „Das Augenzittern der Bergleute" angeführt, daß die Sehschärfe der Augenzitterer eine durchaus gute ist.

Nach Abschluß unserer Untersuchungen auf der Zeche Minister Stein galt es nun, eine Zeche ausfindig zu machen, die nach dieser mit allen modernen Mitteln ausgestatteten Zeche mit relativ guter Beleuchtung und günstigen Arbeitsverhältnissen ein ganz anderes Untersuchungsfeld darstellte. Zu diesem Zweck setzten wir unsere Untersuchungen auf der Zeche Langenbrahm I/III in Essen-Rüttenscheid fort. Andere Kohlenart, andere Beleuchtungsverhältnisse und erschwerte Kohlengewinnung gaben uns ein vollkommen verändertes Bild gegenüber der *Zeche Minister Stein*.

Im folgenden wollen wir versuchen, einzelne Unterschiede zwischen diesen beiden Zechen klarzulegen, soweit wir dies als Nichtfachleute des Bergbaues tun können. Zur besseren Übersicht stellen wir beides gegenüber:

Minister Stein	Langenbrahm
Fettkohle	Anthrazitkohle
weich	hart
Gasgehalt bis 28 vH	8—10 vH Gas
Teufe (Tiefe) der Fördersohle	
380 m	345 m

Minister Stein	Langenbrahm
Wetterproben im Ausziehstrom des Wetterschachtes:	
Gehalt an CH_4:	Gehalt an CH_4:
0,05=0,28 vH	0,00—0,05 vH
Gehalt an CO_2:	Gehalt an CO_2:
0,08—0,24 vH	0,30—0,40 vH
Schlagwettergefahr	keine Schlagwetter
Gesteinsstaubverfahren	kein Gesteinsstaubverfahren
Temperaturen in den Flözen:	
15—21°	16—23°
Temperaturen am Füllort:	
16°	12—16°
Durchschnittstemperatur:	
20,03°	18,5°
Krankenziffer allgemein:	
Durchschnitt seit 1924	1926 Durchschnitt
6,4 vH	6—6,5 vH
Reine Arbeitszeit:	
$6^1/_4$ Std.	6 Std.
80 vH maschinell	80 vH maschinell
Elektr. Handlampe seit 1922 und ortsfeste Beleuchtung teilweise seit 1926	Benzinlampe, vor Gesteinsbetrieben teilweise ortsfeste Kabellampen
Flözmächtigkeit:	
0,80—1,80 m	0,40—1 m
bei Störungen weniger	
Einfall 4—20°	flache und steile Lagerung
Entfernung der Arbeitsstätte vom Schacht:	
0,8—2,4 km	0,5—1,5 km
Gesamtbelegschaft unter Tage	
3493	1011
Davon untersucht:	
1078 = 38,04 vH.	584 = 57,76 vH.

Entsprechend den dünnen Flözen in Verbindung mit Lagerung und Einfallen der Kohle waren hier die Untersuchungsverhältnisse äußerst schwierig, zumal die jeweiligen Betriebspunkte höchstens mit 2—3 Mann belegt waren. Um wenigstens viele Bergleute vor Ort zu bekommen, mußten wir unter angestrengtesten Begleitumständen die einzelnen Flöze befahren. Die Arbeitsart, d. h. die Gewinnung der Kohle, ist im großen und ganzen ähnlich der auf der *Zeche Minister Stein*. Auch hier ist der Betrieb zu 80 vH maschinell. Nur die Flözmächtigkeit und das

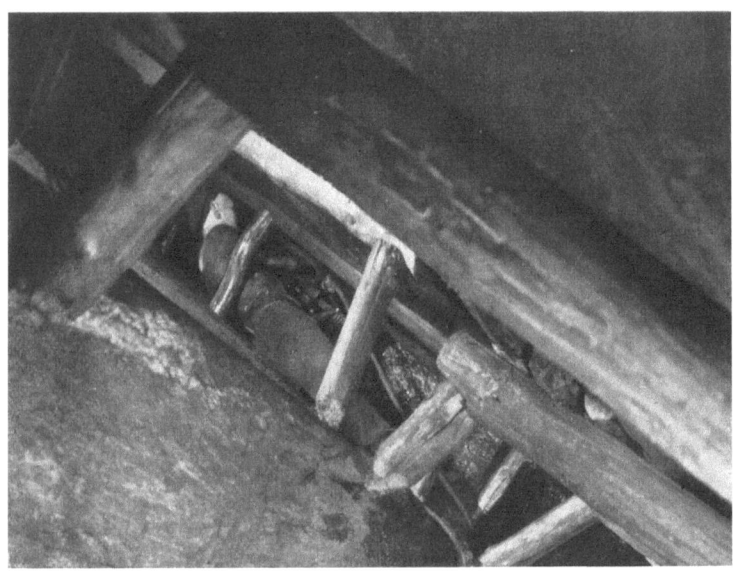

Abb. 18. Arbeiten mit dem Abbauhammer bei schwieriger Lagerung in einem dünnen Flöz.

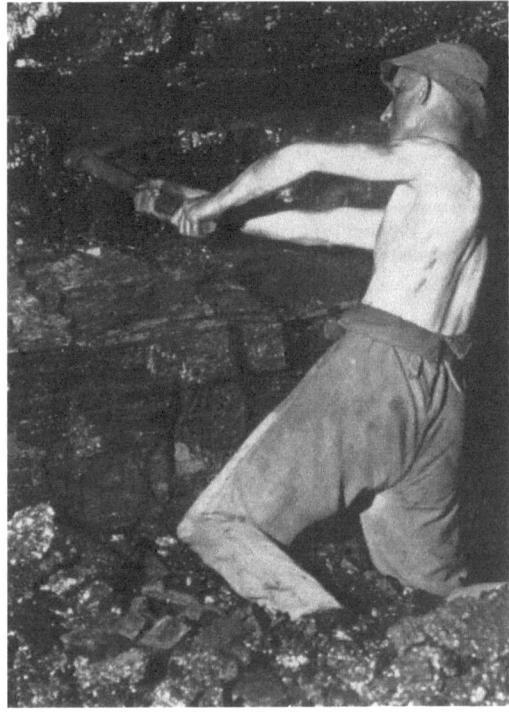

Abb. 19. Kohlengewinnung mit der Hacke.

Einfallen sind auf der Zeche Langenbrahm anders, und zwar sind die Flöze dünner und das Einfallen zum Teil flacher und steiler.

Die Stellung der Kohlenhauer ist eine ganz andere. Beim Bohren z. B. sitzen oder liegen sie, so daß der gehobene Blick häufiger ist, oder auch, der Hauer abeitet von oben nach unten, so daß der Blick nicht mehr ganz geradeaus, sondern schon etwas nach unten gesenkt ist (siehe Abb. 10 u. 11). Die Beleuchtungsverhältnisse sind sehr schlecht, denn bei dem sogenannten Feinkohlenfall, d. h. bei hochgradiger Staubbildung wird die an sich schon geringe Lichtmenge der Benzingrubensicherheitslampe noch mehr vermindert. Nur die Gesteinshauer besitzen elektrische Lampen und zum Teil auch ortsfeste Kabellampen.

Auch jetzt wollen wir wieder an Hand von Tabellen eine erleichterte Übersicht über die Untersuchungsergebnisse auf dieser Zeche geben.

Es wurden auf der *Zeche Langenbrahm I/III* von einer Gesamtbelegschaft unter Tage von 1011 Bergleuten 584 = 57,76 vH untersucht. Die Untertagebelegschaft verteilt sich nach erhaltenen Angaben wie folgt:

   742 Hauer (Kohlen-, Gesteins- und Lehrhauer),
    91 Reparatur- und Zimmerhauer,
   178 Schlepper und sonstige Leute,
    27 technische Beamte.

Wir untersuchten:

Tabelle 5.

	Kohlenhauer	Gesteinshauer	Lehrhauer	Reparaturhauer
Zahl:	353	38	75	13
vH der Gesamtbelegschaft	34,91 vH	3,75 vH	7,41 vH	1,27 vH
„ der Untersuchten	60,42 „	6,5 „	12,8 „	2,2 „

	Schlepper	Schlosser	Beamte
Zahl:	39	16	10
vH der Gesamtbelegschaft	7,88 vH	1,58 vH	0,9 vH
„ der Untersuchten	13,5 „	2,7 „	1,7 „

Fassen wir die einzelnen Berufe, wie oben ausgeführt, noch mehr zusammen, so kommen wir zu folgendem Ergebnis:

	Kohlen-, Gesteins- und Lehrhauer	Reparaturhauer	Schlepper u. a.	Beamte
Zahl:	466	13	95	10
vH der Gesamtbelegschaft	46,14 vH	1,27 vH	9,46 vH	0,9 vH
„ der Untersuchten	79,79 „	2,2 „	16,2 „	1,7 „
„ der einzelnen Berufe	62,8 „	14,2 „	53,3 „	37,0 „

Im folgenden geben wir eine Aufstellung der Augenzitterer. — Bei 584 untersuchten Bergleuten wurde in 53 Fällen unter Tage Augenzittern festgestellt. Dieses verhielt sich wie folgt:

Untersuchungen auf Zeche Langenbrahm.

9,24 vH Augenzittern unter 584 Mann,
11,7 „   „   vor Ort (Kohlen- und Lehrhauer),
10,7 „   „   „ „ (Kohlen-, Gesteins- und Lehrhauer),
9,23 „   „   ausschließlich Beamte,
9,49 „   „   „ „ und Schlosser,
10,06 „   „   „ „ Schlosser und Schlepper.

Von den einzelnen Berufen hatten Augenzittern:

Tabelle 6.

	Kohlen-hauer	Gesteins-hauer	Lehrhauer	Reparatur-hauer
Zahl	358	38	75	13
Augenzittern	48	—	2	2
vH	13,59 vH	—	2,66 vH	15,38 vH

	Schlepper	Schlosser	Beamte
Zahl	79	16	10
Augenzittern	1	—	—
vH	1,26 vH	—	—

Im folgenden geben wir eine Aufstellung über angebliches Augenzittern früher, augenärztliche Behandlung, Augenzittern angeblich früher und heute, und Augenzittern erst heute.

	Kohlen-hauer	Gesteins-hauer	Lehr-hauer	Repara-turhauer	Schlepper	Schlosser	Beamte
Jetzt Augenzittern unter Tage festgest.	48	—	2	2	1	—	—
Früher angeblich Augenzittern	—	—	—	—	—	—	—
Früher angeblich Augenzittern und jetzt	13	—	1	1	—	—	—
Wegen Augenzittern früher behandelt	4	—	1	1	—	—	—

Die folgende Tabelle zeigt uns die bisherige Arbeitsdauer der einzelnen Augenzitterkranken unter Tage an.

Arbeitsjahre	Kohlen-hauer	Gesteins-hauer	Lehrhauer	Reparatur-hauer	Schlep-per	Schlosser	Beamte
1— 5	—	—	2	—	—	—	—
6—10	13	—	—	—	—	—	—
11—15	8	—	—	—	—	—	—
16—20	4	—	—	1	—	—	—
21—25	17	—	—	—	—	—	—
26—30	4	—	—	1	—	—	—
31—35	2	—	—	—	—	—	—

Der erste Augenzitterfall ist nach $3^3/_4$ jähriger Arbeitsdauer unter Tage eingetreten.

Nach Nationalitäten geordnet, befanden sich unter den 53 Augenzitterern 10 Ostdeutsche und 43 Hiesige. Erblichkeit konnte nicht nachgewiesen werden. Auch hier stellten die Kohlenhauer das größte Kontingent, und die meisten Augenzitterer waren noch nach 21—25 jähriger Tätigkeit unter Tage, nämlich 17. Alle hatten bisher nur mit Benzinlampen gearbeitet. Eigenartig ist, daß unter den 38 untersuchten Gesteinshauern, die in ihrer Mehrzahl über 15 Jahre unter Tage! arbeiteten, nicht ein einziger Augenzitterfall gefunden wurde. Wie schon vorher an anderer Stelle erwähnt, arbeiten die Gesteinshauer stehend mit elektrischen Handlampen und vielfach auch noch mit ortsfesten elektrischen Kabellampen. Wenn auch das feste Gestein ebenso wie die Kohle beim Bohren starke Staubentwicklung verursacht, so ist beim elektrischen Licht der Lichtausfall nicht so stark wie bei der Benzinlampe. Ferner ist das Lichtresorptionsvermögen des Gesteins geringer als das der Kohle. Letztere schluckt 86—97 vH des auffallenden Lichtes (s. die Abbildungen).

Also die *Gesteinshauer wurden unter Tage frei von Augenzittern befunden.* Dasselbe Ergebnis hatte die Untersuchung auf Zeche Minister Stein. Wir müssen dies betonen, denn es ist für die Ursache des Augenzitterns wichtig. Es ergibt sich daraus, daß bei besserer Beleuchtung und anderer Körperstellung das Augenzittern trotz jahrelanger Arbeit unter Tage nicht auftritt, und zwar auch nicht, obwohl mit Abbauhämmern gearbeitet und eine starke Erschütterung des Körpers hervorgerufen wird. Diesen Befunden muß unbedingt weiter nachgegangen werden.

Was die Klagen des Einzelnen anbetreffen, so wußten 13 Bergleute überhaupt nicht von dem Vorhandensein ihres Leidens! Über Beschwerden beim Sehen in grelles Licht klagten 7 Bergleute. Die übrigen gaben unbestimmte Klagen über Schwindel, Flimmern vor den Augen, Kopfschmerzen, Stechen in den Augen an. Direkt bei der Arbeit behindert war angeblich keiner. — Im folgenden wollen wir kurz das Ergebnis unserer Untersuchungsbefunde unter Tage anführen. Von 53 Augenzitterern unter Tage hatten:

26 Bergleute Augenzittern bei gehobenem Blick,
 1 Bergmann   ,,   beim Blick geradeaus,
 9 Bergleute   ,,   bei gehobenem Blick und geradeaus,
10 Bergleute   ,,   bei gehobenem Blick, geradeaus und seitlich,
 7 Bergleute   ,,   bei gehobenem Blick, geradeaus, seitlich und unten.

Leider war es infolge Erkrankung des Untersuchers nicht möglich, sämtliche Augenzitterer klinisch über Tage zu untersuchen, so daß in diesem Falle unser Ergebnis nicht vollständig ist. Von den 53 Augenzitterern konnten wir nur 12 über Tage in der Klinik nachuntersuchen, und wir werden uns im folgenden daher nur mit diesen klinisch untersuchten Bergleuten befassen. Die Untersuchungen fanden bei Tageslicht bzw. nach Dunkelaufenthalt statt. Wir prüften wie oben erwähnt (siehe S. 23).

Wie aus diesem Schema ersichtlich, benötigten wir zu jeder Untersuchung ziemlich viel Zeit. Aus diesem Grunde muß versucht werden, ein brauchbares Untersuchungsprogramm zu finden, das eine einwandfreie Untersuchung in kürzester Zeit gestattet. — Von unseren über Tage untersuchten 12 Bergleuten der *Zeche Langenbrahm I/III* zeigten

unter Tage:
3 Augenzittern bei gehobenem Blick,
— ,, ,, ,, ,, und geradeaus,
4 ,, ,, ,, ,, geradeaus und seitlich,
5 ,, ,, ,, ,, ,, , seitlich und unten.

über Tage:
1 kein Augenzittern,
6 Augenzittern bei gehobenem Blick,
4 ,, ,, ,, ,, und geradeaus,
1 ,, ,, ,, ,, geradeaus und seitlich,
— ,, ,, ,, ,, ,, seitlich und unten.

Über Tage nach 2 Stunden Dunkelaufenhalt und nach Manipulationen:

1 Augenzittern bei gehobenem Blick,
7 ,, ,, ,, ,, und geradeaus,
3 ,, ,, ,, ,, geradeaus und seitlich
1 ,, ,, ,, ,, ,, , seitlich und unten.

Die Sehschärfe (S) betrug bei der Untersuchung über Tage:

Blick geradeaus: $S = 1$ und fast $1 = 7$ mal
$S = 1/3 = 2$ mal
$S = 1/3 = 1$,,
$S = 1/4 = 1$,,
$S = 1/5 = 1$,, .

Kopf gesenkt, Blick gehoben: $S = 1$ und fast $1 = 1$ mal
$S = 1/2 = 4$ mal
$S = 1/3 = 2$,,
$S = 1/4 = 3$,,
$S = 1/5$ und weniger $= 2$ mal.

Also auch hier wieder im Zitterfeld bei fast der Hälfte praktisch brauchbare, einmal sogar ganz normale Sehschärfe.

Einzelne besonders interessante Ergebnisse werden noch in einem Kapitel bei der allgemeinen Zusammenfassung später erwähnt. — Aus den oben angeführten Untersuchungen geht ebenfalls wie bei den Untersuchungen von Augenzitterern der Zeche Minister Stein hervor, daß anfangs über Tage die Schwere des Augenzitterns abnimmt, um dann nach Dunkelaufenthalt und nach Manipulationen anzusteigen.

Es ist auffällig, daß auf der Zeche Langenbrahm die Zahl der Bergleute, die Augenzittern in allen Blickrichtungen haben, dreimal so groß ist als auf der Zeche Minister Stein. Des weiteren geht aus den Vergleichen zwischen den Zechen Minister Stein und Langenbrahm hervor, daß bei letzterer Zeche die Prozentzahl der Augenzitterer erheblich größer, doppelt so groß ist, aber es besteht insofern auch ein Unterschied, daß wir hier sowohl mehr leichte als auch mehr schwere Fälle haben.

Also Zeche Minister Stein: Augenzittern rund 5,5 vH ausschließlich Beamte,
„ Langenbrahm I/III: Augenzittern rund 11 vH ausschließlich Beamte.

Wenn man aus diesen Zahlen Rückschlüsse auf die Gesamtzahl der an Augenzittern leidenden Bergleute zieht, so kommt man bei einer Gesamtbelegschaft des Ruhrgebietes von 380484 Bergleuten nach den von uns auf *Zeche Minister Stein* ermittelten Zahlen auf rund 20000, nach den auf *Zeche Langenbrahm* ermittelten Zahlen auf rund 41000 Bergleute, die an Augenzittern leiden. —

Nehmen wir den Durchschnitt an, so sind es ungefähr 30000 Bergleute, die an Augenzittern leiden würden.

Die Zahl der wegen Augenzitterns Krankfeiernden betrug zur Untersuchungszeit auf beiden Schachtanlagen insgesamt aber nur 3 Mann! Anders verhält es sich nach einem uns von der Ruhrknappschaft überlassenen Bericht, der uns die Zahl der Augenzitterer der Gruben angibt, in denen im 2. Halbjahr 1928 die meisten Augenzitterer krankfeierten. Wir teilen kurz einige Zahlen mit:

Zeche:	Anzahl der Fälle:
Friedrich Thyssen IV	21
„ „ II/V	20
Königsgrube	28
Neumühl I/II	29
Oberhausen, Schacht Osterfeld	40
Neu-Oberhausen, Jacobischächte	25
Prosper II	34
Schonnebeck III/IV	29.

Wir können aus diesem Bericht ersehen, daß eine erhebliche Anzahl von Bergleuten auf anderen Zechen wegen Augenzittern krankfeiert. Soweit wir wissen, gehört die *Zeche Minister Stein* mit zu den größten Schachtanlagen des Ruhrgebietes. Daher ist der Krankheitsbestand an Augenzitterern (2) äußerst günstig. Entsprechend dieser geringen Zahl müßte man schließen, daß die Gesamtzahl der Augenzitterer noch viel größer ist als auf der Zeche Langenbrahm. Aber weitere Untersuchungen werden uns erst ein einigermaßen genaues Bild über die wirklich vorhandene Zahl der Augenzitterer im Ruhrgebiet geben.

In der Tabelle 7 ist das gesamte Untersuchungsergebnis auf beiden Zechen zusammengestellt; die großen Zahlenunterschiede zwischen den verschiedenen Arbeitskategorien treten deutlich hervor. Tabelle 8 zeigt uns eine Zusammenstellung der Zugänge an Invaliden in den einzelnen Bezirksknappschaften, wobei besonders der Unterschied zwischen der Oberschlesischen und der Niederschlesischen Knappschaft bemerkbar ist. Ebenso sind die Tabellen 9 und 10 von besonderer Wichtigkeit für statistische Unterlagen.

34 Vergl. Tab. d. Ergebnisse auf den Zechen „Minister Stein" u. „Langenbrahm".

Tabelle 7.

Gewöhnl. Ziff. = Zeche Minister Stein   Kursiv Ziff. = Zeche Langenbrahm I/III.

Gesamtbelegschaft unter Tage $\frac{3493 \text{ M. St.}}{1011 \text{ L.}}$

Beruf:	Kohlenhauer		Gesteinshauer		Lehrhauer		Gedinge-schlepper	
	M. St.	L.						
Zahl:	517	353	15	38	178	75	39	—
vH der Gesamtzahl	14,9	34,91	0,4	3,5	5,09	7,41	4,9	—
vH der Untersuchten	48,47	60,42	1,39	6,5	16,54	12,8	3,62	—
Augenzittern	40	48	—	—	1	2	—	—
Augenzittern in vH	7,73	13,59	—	—	0,56	2,66	—	—
Arbeitsjahre des Augen-zitterers 1—5	—	—	—	—	—	2	—	—
6—10	3	13	—	—	1	—	—	—
11—15	2	8	—	—	—	—	—	—
16—20	5	4	—	—	—	—	—	—
21—25	9	17	—	—	—	—	—	—
26—30	15	4	—	—	—	—	—	—
31—35	5	2	—	—	—	—	—	—
36—40	—	—	—	—	—	—	—	—
40 und mehr	1		—	—	—	—	—	—

Tabelle 8.

Bezirksknappschaft	Bestand an Invaliden am 30. 6. 26		Zugang an Invaliden im 2. Halbjahr 26		Zugang an Invaliden 1927		Zugang an Invaliden 1928	
	Anzahl der Fälle		Anzahl der Fälle		Anzahl der Fälle		Anzahl der Fälle	
	insgesamt	durch Augenzittern hervorgerufen = vH	insgesamt	durch Augenzittern hervorgerufen = vH	insgesamt	durch Augenzittern hervorgerufen = vH	insgesamt	durch Augenzittern hervorgerufen = vH
Aachener Knappschaft	3755	8 = 0,2	112	1 = 0,8	608	9 = 1,4	594	8 = 1,3
Niederrheinische „	1108	54 = 4,8	177	21 = 11,8	628	70 = 11,1	658	63 = 9,1
Niederschlesische „	5041	48 = 0,9	779	7 = 0,9	1285	20 = 1,5	1124	11 = 0,9
Oberschlesische „	5972	7 = 0,1	947		1588		934	1 = 0,1
Sächsische „	10241	42 = 0,4	978	3 = 0,5	1792	21 = 1,1	1432	26 = 1,8

Tabelle 9. Reichsknappschaft.
Von den im Jahre 1928 abgeschlossenen Erkrankungsfällen.

Bezirksknappschaft	von insgesamt	wurden hervorgerufen durch Augenzittern
Ruhr-Knappschaft	257 875	2 194 = 0,85 vH
Aachener Knappschaft	24 021	5 = 0,02 „
Niederrheinische Knappschaft	13 091	54 = 0,4 „
Niederschlesische Knappschaft	26 097	4 = 0,01 „
Oberschlesische Knappschaft	71 752	— = 0. „
Sächsische Knappschaft	34 149	23 = 0,06 „

Vergl. Tab. d. Ergebnisse auf den Zechen „Minister Stein" u. „Langenbrahm". 35

Tabelle 7 (Fortsetzung).
Gewöhnl. Ziff. = Zeche Minister Stein.   *Kursiv Ziff. = Zeche Langenbrahm I/III.*

Davon augenärztlich unter Tage untersucht $\dfrac{1076 = 38{,}04 \text{ vH M. St.}}{584 = 57{,}76 \text{ „ L.}}$

Reparatur- und Zimmerhauer		Schlosser Elektr. Lokf.		Schlepper		Anschl. Förderaufseher u. a.		Beamte	
78	*13*	29	*16*	173	*79*	31	—	16	*10*
2,2	*1,27*	0,8	*1,58*	4,9	*7,88*	0,8	—	0,4	*0,9*
7,24	*2,2*	2,69	*2,7*	16,078	*13,5*	2,78	—	1,48	*1,7*
15	*2*	—	—	—	*1*	1	—	—	—
19,23	*15,38*	—	—	—	*1,26*	3,22	—	—	—
—	—	—	—	—	*1*	—	—	—	—
1	—	—	—	—	—	—	—	—	—
—	—	—	*1*	—	—	—	—	—	—
4	—	—	—	—	—	—	—	—	—
3	*1*	—	—	—	—	—	—	—	—
4	—	—	—	—	—	1	—	—	—
2	—	—	—	—	—	—	—	—	—
1	—	—	—	—	—	—	—	—	—

Tabelle 10. Invaliditätsursache Augenzittern 1928.

Bezirksknappschaft	Invalidenbestand insgesamt	durch Augenzittern hervorgerufen
Ruhr-Knappschaft	Keine Zahlen	1617
Aachener Knappschaft	5 069	26 = 0,5 vH
Niederrheinische Knappschaft	2 598	208 = 8,0 „
Niederschlesische Knappschaft	9 229	86 = 0,9 „
Oberschlesische Knappschaft	9 461	8 = 0,08 „
Sächsische Knappschaft	14 043	92 = 0,6 „

Fassen wir unsere Untersuchungsergebnisse kurz zusammen, so finden wir, daß auf der mit relativ guter elektrischer Beleuchtung versorgten Zeche Minister Stein bei ziemlich hohen Flözen 5,2 vH und auf der weniger gut beleuchteten Zeche Langenbrahm I/III mit Benzinsicherheitslampe und niedrigen Flözen 10,7 vH der unter Tage Untersuchten an Augenzittern verschiedenen Grades litten. Beteiligt waren auf beiden Zechen vorwiegend die Kohlenhauer, denen in weitem Abstand die Reparatur- und Zimmerhauer folgten, während bei keinem Gesteinshauer Augenzittern gefunden wurde. Diese Tatsache gibt zu denken, zumal in neuester Zeit gerade die angestrengte maschinelle Arbeitsweise als Ursache des Augenzitterns mit angeschuldigt wird, was wohl hierdurch widerlegt ist. Wieweit die Arbeit mit den Abbauhämmern, Bohrhämmern usw. Einfluß auf den Vestibularapparat (Ohrlabyrinth) ausübt, bedarf noch ohrenärztlicher Untersuchung.

Die Störungen durch das Augenzittern.
a) Objektive Erscheinungen.

Die objektiven Zeichen des Zitterns, nämlich die Bewegungen der Augäpfel, sind leicht bei der Besichtigung festzustellen, da das Zittern gewöhnlich sehr deutlich ist. Es gibt eine Anzahl Methoden, das Zittern auf berußtes Papier aufschreiben zu lassen, aber alle bisherigen Methoden vermögen nicht, das Gesamtbild festzulegen, sondern nur Teile der Bewegungen. Vielleicht kann eine kinematographische Methode einmal diesen Mangel beheben. Bis jetzt sind wir noch auf die Besichtigung angewiesen, wenn wir alle Einzelheiten erfassen wollen. Der Augenarzt vermag mit besonderen Methoden auch noch Augenzittern zu sehen, das mit unbewaffnetem Auge nicht oder kaum bemerkbar ist (z. B. mit dem Augenspiegel, mit Lupenbetrachtung, am Hornhautmesser usw.). In welchem Maße diese objektiven Zeichen des Zitterns in unseren Fällen festgestellt werden konnten, ist oben ausgeführt (s. S. 34 u. 35).

b) Subjektive Beschwerden.

Anders dagegen verhält es sich mit den subjektiven Symptomen, die den Ärzten bei manchen Kranken sehr viel zu schaffen machen und in England so in den Vordergrund gerückt sind und noch mehr bewertet werden sollen. — Daß das Augenzittern Beschwerden machen kann und welcher Natur diese sind, wissen wir. In erster Linie handelt es sich um **Sehverschlechterung, Scheinbewegungen, Schwindel** und **Kopfschmerzen**. Aber diese Beschwerden sind bei den einzelnen Menschen trotz gleich starken Augenzitterns oft grundverschieden.

Von den untersuchten **Augenzitterern hatten etwa 90 vH keine oder kaum nennenswerte Beschwerden, trotzdem sie zum Teil heftiges Zittern in allen Blickrichtungen aufwiesen.** Einen Beweis dafür liefern auch die geringen Krankmeldungen wegen Augenzitterns während unserer Untersuchungszeit. Nach eingezogenen Erkundigungen feierten, wie erwähnt, nur zusammen 3 Bergleute zu der Zeit wegen Augenzitterns krank (Minister Stein 2, Langenbrahm 1), während entsprechend unseren Untersuchungen 277 (5 vH, bzw. 10 vH) zur selben Zeit an Augenzittern leiden mußten. Es ist also wieder festgestellt, daß es Augenzitterer gibt, die Augenzittern haben ohne jegliche subjektive Beschwerden. Natürlich kann es vorkommen, daß auch ein Bergmann die subjektiven Beschwerden einmal nicht angibt, um seine Arbeit nicht zu verlieren. Es ist aber nicht sehr wahrscheinlich, daß die Beschwerden zu einer starken Arbeitsminderung führen, weil wohl kaum sonst die Arbeitskameraden die Weiterarbeit im Gedinge mit so vielen Augenzitterern, die wirklich Störungen, und damit eventuelle Herabsetzung der Arbeitsfähigkeit hätten, auf die Dauer fortsetzen würden.

Häufig stehen die subjektiven Beschwerden in keinem Verhältnis zu den objektiven Symptomen der Krankheit. Bergleute mit starken objektiven Anzeichen des Augenzitterns gaben an, wie erwähnt, gar keine oder nur geringe Beschwerden zu haben während andere Bergleute mit kaum erkennbaren Augenzittererscheinungen über die stärksten Beschwerden, größtenteils nervöser Art, klagten.

1. Störungen der Sehschärfe.

Das Ergebnis unserer Untersuchungen bezüglich der Sehschärfe ist S. 25, 26 und 32 niedergelegt. Es lautet kurz:

Die Sehschärfe ist in sehr vielen Fällen auch im Zitterfelde normal bzw. praktisch normal. Zu demselben Resultat sind auch schon andere Augenärzte gekommen[1].

Die wichtigste Frage zur Beurteilung der Schädigung der Arbeitsfähigkeit durch das Augenzittern ist aber die Frage, wieweit wird das Sehvermögen dadurch geschädigt.

Wenn wir Augenärzte gefragt werden, ob wir mit einiger Sicherheit in dem einzelnen Fall von Augenzittern unabhängig von den Angaben der Patienten bestimmen können, ob die Sehschärfe herabgesetzt ist oder nicht, so müssen wir dies bei unserem heutigen Stande der Frage verneinen. Nur wenn das Sehvermögen als normal angegeben wird, können wir die Angabe als sicher verwerten. Wird aber bei der Sehprüfung eine Herabsetzung angegeben, so kann dies zutreffen oder eine Täuschung sein. Es ist wie bei den Scheinbewegungen (siehe unten); im allgemeinen ist die Sehschärfe am ehesten gestört, wenn stärkeres Augenzittern, besonders in rotierender Form vorhanden ist; aber unsere Untersuchungen ergaben wieder, daß auch Fälle mit solchem Augenzittern normales oder nahezu normales Sehvermögen haben können (siehe die Tabellen oben). Um das Sehvermögen schätzen zu können, fehlen uns die objektiven Anzeichen beim Augenzittern, da wir ja das Augenzittern nicht, wie z. B. eine Trübung der Hornhaut, zur Abschätzung verwenden können. Besteht eine zentrale Trübung der Hornhaut, so können wir sagen, das Sehvermögen muß herabgesetzt sein. Wir können dann erfahrungsgemäß ungefähr die Größe des Sehvermögens abschätzen. Bei dem Augenzittern ist dies nicht der Fall.

Wir müssen also die von anderer Seite (Ohm) geäußerte Ansicht, daß die Sehschärfenverminderung objektiv dem Grade nach festzustellen ist, zur Zeit ablehnen.

2. Scheinbewegungen.

Aus unseren Untersuchungen geht einwandfrei hervor, daß keineswegs mit den zitternden Bewegungen auch auf jeden Fall Scheinbewegungen verbunden sind; wenn nämlich Scheinbewegungen beim Augenzittern mit Sicherheit immer aufgetreten wären, so könnten sie in der Grube, wo einzelne Lampen im Dunkeln vorhanden sind, unmöglich verborgen bleiben; denn auf Scheinbewegungen kann man am besten

---

[1] Das Augenzittern der Bergleute. 18. Sitzung der ophthalmol. Ges. Abt. d. Ges. f. Wissenschaft u. Leben. Essen 11. 1. 1930.
Zeitschr. f. Augenheilkunde 71, 259, 1930.

prüfen, wenn man in einem sonst dunklen Raum ein Licht ansehen läßt. Wenn es auch richtig ist, daß im allgemeinen die Störungen durch Scheinbewegungen stärker sind, je stärker das Augenzittern ist, so ist es für uns Augenärzte doch nicht möglich, dem einzelnen Fall anzusehen, ob er zu denen gehört, die durch das Augenzittern gestört werden oder zu denen, die nicht gestört werden. Dieses geht aus unseren Untersuchungsergebnissen unzweifelhaft hervor.

Es besteht hier dieselbe Unsicherheit in der augenärztlichen Beurteilung, wie bei der Feststellung der Sehschärfe. Objektiv können wir solche Störungen durch Scheinbewegungen nicht feststellen. Die einen klagten darüber, aber die große Anzahl der von uns untersuchten Bergleute nicht. Bestimmte Formen und Stärken des Zitterns neigen wohl mehr zum Auftreten von Scheinbewegungen. Bei dauerndem Zittern tritt es vielleicht weniger auf, da Gewöhnung eintreten kann, wie bei nur zeitweisem Zittern (siehe oben). Auch die Art der Lampen kann hier vielleicht mitspielen. Bei gleichmäßiger schlechter Beleuchtung machen sich die Scheinbewegungen gegebenenfalls weniger bemerkbar, als bei besserer Beleuchtung, die starke, scharfe Schatten macht, deren Scheinbewegungen dann gesehen werden können. In diesen Fragen könnten uns nur sehr langwierige, an vielen Orten unter und über Tage ausgeführte Untersuchungen, so wie wir sie ausgeführt haben, weiterbringen.

3. Kopfschmerz und Schwindel.

Am meisten fehlen uns objektive Anhaltspunkte für die Klagen über Kopfschmerzen und Schwindel. Es trifft hier zunächst dasselbe zu, was oben bei der Abschätzung der Sehschärfe und dem Nachweis der Scheinbewegungen gesagt worden ist. Objektiv sichtbares Augenzittern und Klagen über Kopfschmerz und Schwindel stehen in keinem sicheren Verhältnis. Ja, wir wissen nicht einmal, ob diese letzten Klagen nicht durch ganz andere nervöse Störungen bedingt sind wie das Augenzittern, oder ob sie rein psychisch nervöser Natur sind. Wir verlieren hier bei der Abschätzung der Klagen jeden objektiven Boden.

Also einerseits kann aus dem Vorhandensein von objektiv sichtbarem Augenzittern kein sicherer Schluß auf Sehstörungen, Scheinbewegungen, Schwindelgefühl und Kopfschmerz gezogen werden; andererseits kann aber auch einem Bergmann, der zur Nachuntersuchung über Tage von einem Augenarzt untersucht wird, unrecht geschehen, wenn der Augenarzt bei den üblichen Untersuchungsmethoden kein Augenzittern, auch nicht nach längerem Dunkelaufenthalt, findet. Gerade die Nachuntersuchung von Fällen, bei denen Dr. Knepper in der Grube Augenzittern ohne Beschwerden nachgewiesen hatte und die dann, in die Klinik bestellt, zunächst kein Augenzittern aufwiesen, zeigte uns, daß ganz besonders verwickelte Untersuchungsmethoden, die wir an anderer Stelle erwähnt haben, erst bei einer bestimmten Lage usw. ein Augenzittern in Erscheinung treten lassen. Es ist also sehr wohl möglich, daß nur bei einer bestimmten Arbeit, bei einer bestimmten Temperatur, bei einem bestimmten Luftdruck usw. Augenzittern auftritt. In dieser Hinsicht müssen unsere Untersuchungsmethoden ausgebaut werden, damit kein Fall von Augenzittern übersehen wird.

Bei schematischer Anwendung der jetzigen Richtlinien für Berginvalidisierungen besteht die Gefahr, wie aus dem vorhergehenden ersichtlich ist, auf der einen Seite Leute, die noch arbeiten können, zu unrecht zu invalidisieren, auf der anderen Seite Leute, die tatsächlich im Bergwerk gestört sind, nicht als krank anzusehen. Es ist auch möglich, daß ein Bergmann, der gleichmäßig dauernd dasselbe Augenzittern zeigt, weniger gestört ist als einer, der nur zeitweise, z. B. bei einer bestimmten Arbeit Augenzittern bekommt. Man kann sich ja bekanntlich an eine dauernde Augenmuskellähmung mit Doppelsehen gewöhnen. Tritt sie aber nur von Zeit zu Zeit auf, so stört sie jedesmal wieder von neuem. — Auch hierüber fehlen uns noch genaue Erfahrungen beim Augenzittern.

Ein Augenzittern der Bergleute kann zwar niemals willkürlich zur Entstehung gebracht werden, wie ein Zittern der Hand, aber ein Bergmann, der einmal an Augenzittern gelitten hat, das dann wieder verschwunden ist, kann in manchen Fällen durch allerhand Änderungen seines Körperzustandes, Bauchpresse, tiefes Bücken usw. dies kurz vor der Untersuchung wieder in Erscheinung bringen. Genauere Untersuchungen darüber ergaben, daß wahrscheinlich eine Erhöhung des Druckes der Rückenmarkflüssigkeit dabei stattfindet. Im einzelnen Fall ist dann nicht mit Sicherheit zu sagen, ob solche Manipulationen vor der Untersuchung durch den Arzt stattgefunden haben. Es müßten also diese Fälle in Gegenwart des Augenarztes längere Zeit beobachtet werden (siehe Bartels).

Es ist bekannt, daß durch Lageänderungen das Augenzittern der Bergleute hervorgerufen werden kann. Diese Erscheinung ist von Ohm und anderen Augenärzten beobachtet worden. Nur ist dabei schwer zu beurteilen, ob in diesen Fällen lediglich die Lageänderung, d. h. die Veränderung der Stellung des Kopfes oder des Rumpfes im Raum oder die Stellung der Körperteile zueinander die Ursache abgibt, oder ob nicht die Änderung des Blutkreislaufes (Blutzirkulation), die dabei stattfindet, wenigstens mitspielt. Z. B. wird beim Bücken stets die Bauchpresse mitwirken und Blutandrang nach dem Kopf verursachen. Folgende Fälle mögen diese Ansicht belegen. Wir bemerken, daß in allen nachfolgenden, teilweise von Bartels und teilweise gemeinsam mit Knepper beobachteten Fällen vorher Augenzittern in der Grube festgestellt war.

In einem Fall, den wir beobachteten, trat nicht nach Dunkelaufenthalt, auch nicht im Sitzen, nicht in Rückenlage, nicht beim Heben eines 50 Pfund schweren Gewichtes, nicht bei Kompression der Halssaugader (Venae jugulares) Augenzittern ein, dagegen im Stehen, in Bauchlage und bei beiden Seitenlagen. In den meisten derartigen Fällen von Hervorbringen des Augenzitterns handelt es sich wohl um kräftige Muskelzusammenziehung (Muskelinnervationen) und Veränderung der Blutfülle der Kopfgegend.

In einem anderen Fall fanden wir, daß nach langem Dunkelaufenthalt und nach Kopfschütteln kein Augenzittern nachzuweisen war. Aber nach festem Zukneifen trat drehendes (rotierendes) Augenzittern auf, das auch beim Blick nach unten bestehen blieb. Nach Rumpfbeugen ebenfalls Augenzittern. — Es kann in solchen Fällen fraglich erscheinen, ob lediglich die Muskelzusammenziehung (Muskelinnervation) beim Lidschluß den Anlaß zum Augenzittern gibt, oder ob nicht das gleichzeitige Heben beider Augen nach oben, denn beim Lidschluß gehen bekanntlich die Augäpfel nach oben. Anderseits wissen wir, daß Augenzittern der Bergleute, das einmal bestanden hat, durch Blick nach oben am leichtesten hervorgerufen werden kann.

Durch Blutandrang nach dem Kopf wird auch Augenzittern erzeugt. Ohm erwähnt einen solchen Fall, der auf seine Aufforderung, Augenzittern hervorzubringen, das durch tiefes Bücken des Kopfes fertig brachte. —

In einem von uns beobachteten Fall trat Augenzittern nicht nach Dunkelaufenthalt, nicht nach schnell hintereinander folgendem Rumpfbeugen auf, sondern erst nach längerem tiefen Bücken mit besonders tiefer Kopfstellung, wobei die Augen fest zugekniffen wurden, bis nach eigener Angabe Blutandrang zum Kopf verspürt wurde; plötzlich riß dieser Bergmann beide Augen weit auf und zeigte dann Zittern beim Blick geradeaus.

Auf Grund dieser Beobachtungen haben wir den Versuch gemacht, durch Zusammendrücken der Saugadern des Halses (Kompression der Venae jugulares) Augenzittern hervorzubringen, das uns in folgendem Fall gelang, wo nach Dunkelaufenthalt, nach Rumpfbeugen kein Augenzittern, auch nicht beim Fixieren in die Ferne oder in die Nähe auftrat. Nach Kompression beider Halssaugadern (Venae jugulares) entstand prompt Augenzittern, bei einseitiger Kompression nicht; in Bauchlage ebenfalls sehr stark drehendes (rotierendes) Augenzittern. Wurde dabei der Kopf nach rechts oder links gedreht, so trat es weniger auf. Bei Bauchpresse wiederum prompt.

Ohm hat schon in einzelnen Fällen nach Reizung der Gleichgewichtsorgane, d. h. nach Drehen, Augenzittern, das ruhte, wieder hervorrufen können, und zwar nach Rechtsdrehung mehr wie nach Linksdrehung. — Bartels hat in seinen Experimenten an Hunden mit experimentell erzeugtem Dämmerungszittern ebenfalls nach Drehen oder Einspritzen von kaltem Wasser in das Ohr, selbst nach Durchschneidung der Sehnerven und verschwundenem Augenzittern dieses auf jene Reize hin wieder auslösen können, wobei dann nicht nur vestibuläres Augenzittern, sondern auch für kurze Zeit das typische Dämmerungszittern auftrat.

In dem zuletzt von uns beschriebenen Fall war nach mehrfachem Drehen das typische Augenzittern wieder hervorgerufen, und zwar, im Gegensatz zu Ohms Beobachtungen, stärker nach Linksdrehung als nach Rechtsdrehung. Welche Körperzustandsveränderungen sind nun die Ursache des Wiederauftretens des Augenzitterns?

Zweifellos hat in einer Anzahl der Fälle eine Änderung des Blutkreislaufes (Blutzirkulation) stattgefunden. Das ist der Fall beim Pressen jeder Art, vom Zukneifen der Lider bis zur Bauchpresse, beim Bücken usw. Der Blutandrang zum Kopf ist dabei schon äußerlich sichtbar. Auch die Bauchlage ruft wohl schon eine gewisse Stauung hervor. Welcher Art die Zirkulationsänderung im einzelnen ist, läßt sich schwer sagen. Nach den Untersuchungen der Inneren Klinik der Städtischen Krankenanstalten Dortmund (Chefarzt Professor Dr. Meyer-Bisch) tritt bei allen von uns ausgeführten Manipulationen (Kopfschütteln, Rumpfbeugen, Pressen usw.) im allgemeinen keine allgemeine Blutdrucksteigerung auf, zweifellos aber eine venöse Stauung der Kopforgane. Bei der Kompression der Venae jugulares ist dies ja klar, wie wir es in der Dortmunder Augenklinik (Chefarzt Professor Dr. Bartels) an der Veränderung des Augenhintergrundes nachweisen konnten (stärkere Füllung der Blutgefäße im Auge). Gleiche Augenhintergrundsveränderungen fanden wir auch bei der Bauchpresse. Hierbei sah man deutlich die Blutgefäße (Schlagader) des Sehnerven sich stauen.

Aber in unseren Fällen handelte es sich um echtes bergmännisches Augenzittern, und nicht um vestibulären Nystagmus, der ganz anders aussieht. Deshalb sind wir wohl berechtigt, hier einen Einfluß der Kompression der Blutgefäße auf das Gleichgewichtsorgan als Ursache des echten Augenzitterns auszuschalten. — Wieweit die Blutstauung direkt auf die Nervenzentren im Hirn und Rückenmark wirkt, wissen wir nicht. Wohl wissen wir aber sicher, daß bei Kompression der Venae jugulares eine Drucksteigerung der Rückenmarkflüssigkeit (Liquor) stattfindet (Queckenstedt). Beim teilweisen Ablassen der Rückenmarkflüssigkeit (Lumbalpunktion) steigt der Druck sofort, wenn man die Venae jugulares komprimiert; dasselbe tritt beim Bauchpressen ein. Wir können also in den von uns erwähnten Fällen, in denen Augenzittern wieder nach Kompression, Bauchpressen usw. auftrat, mit Sicherheit auch eine Drucksteigerung der Rückenmarkflüssigkeit annehmen. Vielleicht auch in manchen Fällen der erst erwähnten von willkürlichem Augenzittern, denn auch hier ist manchmal ein Pressen (Kontraktion) der Muskeln mit Gefühl der Benommenheit verzeichnet. Hierher gehören auch die Beobachtungen von Dr. Nissing-Moers, der uns mitteilte, daß Bergleute, die an Augenzittern litten, dieses wieder bekamen beim Durchschleusen, d. h. die Bergleute kamen ziemlich plötzlich aus niederem in erhöhten Luftdruck und umgekehrt. Wir glauben, daß es sich hier um Druckveränderungen der Blut- und Rückenmarkflüssigkeit handelt.

Es war uns bisher leider noch nicht möglich, den Druck der Rückenmarkflüssigkeit (Liquordruck) in einer pneumatischen Kammer unter verschiedenen Luftdruckverhältnissen zu prüfen.

Welche Stelle des Zentralnervensystems durch die Erhöhung des Druckes der Rückenmarkflüssigkeit gereizt wird, wissen wir nicht. Ohm nimmt die Deiterskerngegend, eine Stelle im verlängerten Mark, als Zentrum für das Augenzittern der Bergleute an (Augenmuskelsender). Bartels vermutet die Gegend des Zwischenhirns, vielleicht den Streifenhügel. Es würde dann die Drucksteigerung der Rückenmarkflüssigkeit bei den Manipulationen, die bei den Bergleuten das Augenzittern wieder hervorrufen, auf diese Zentren mitwirken. In den Fällen von Augenzittern der Bergleute, in denen Augenzittern durch Manipulationen hervorgerufen werden konnte, ist natürlich nur der Impuls zum Bücken, Pressen usw. willkürlich, und der weitere Ablauf, also Frequenz und Art der Bewegungen, unwillkürlich. Ein Einfluß des Willens auf das Augenzittern der Bergleute besteht auch insofern, als dieses Augenzittern in manchen Fällen unterdrückt werden kann. Der verstorbene Physiologe Hofmann (Berlin, früheres Mitglied der Nystagmuskommission), einer unserer besten Kenner der Augenbewegungen, hat gegenüber Ohm immer wieder betont, daß er Fälle von Augenzittern der Bergleute gesehen hätte, in denen sicher die Bergleute dieses Zittern willkürlich unterdrücken konnten, und nicht nur beim Sehen in die Nähe, wie ihm Ohm entgegnete.

Bartels konnte folgenden Fall klinisch beobachten: Bergmann, seit $3/4$ Jahren Augenzittern mit Scheinbewegungen und Kopfschmerzen, seit $1/2$ Jahr auch über Tage. Die Sehprüfung ergab: rechtes Auge Kurzsichtigkeit (Myopie), von —4,0 Dioptrie, linkes Auge normal. Im Tageslicht, hauptsächlich am rechten Auge sichtbar, pendelförmig drehendes (rotierendes) Augenzittern. Gleichzeitig Heben der Lider. Forderte man ihn auf, das Zittern zu unterdrücken, so blickte er in die Ferne und das Zittern hörte auf.

Die Ursachen des Augenzitterns der Bergleute.

Die Ursachen des Augenzitterns der Bergleute sind trotz 50jähriger Forschung noch strittig. Ehe wir aber die Ursachen nicht kennen, ist natürlich eine wirksame Bekämpfung dieses Leidens nicht möglich.

Auch die nachfolgenden Untersuchungen Dr. Kneppers sind angestellt, um den Gründen des Entstehens des Augenzitterns näherzukommen. Eine große Anzahl von Theorien über die Ursachen sind in den verflossenen Jahren aufgestellt worden. Wir wollen nur kurz einige darstellen, auf nähere Auseinandersetzungen können wir uns an dieser Stelle nicht einlassen.

Am meisten beschuldigte man früher die Überanstrengung der Augenmuskeln. Man nahm an, daß die Bergleute meist bei erhobenem Blick arbeiteten. Dies hatte man wohl weniger aus Beobachtungen an der Arbeitsstelle geschlossen, als daraus, daß das Augenzittern gewöhnlich am stärksten bei erhobenem Blick ist; wie aber unsere Untersuchungen (siehe unten) zeigen, trifft diese Annahme des meist erhobenen Blicks bei der Arbeit nicht zu. Einige Autoren nahmen dabei eine Ermüdung des Gehirns an (s. auch S. 17—19).

Ohm hat die schon von Peters geäußerte Ansicht neuerdings wieder besonders betont, daß das Augenzittern irgendwie mit einer Schädigung des Gleichgewichtsorgans (Ohrlabyrinth) zusammenhänge. Auch diese Theorie ist nicht genügend begründet (siehe unten).

Englische Forscher legten Wert auf die **Einwirkung der Gase in der Grube.**

Was die angenommenen Behauptungen über Vergiftungserscheinungen durch die in den Grubenwettern enthaltenen Gase betrifft, so ist diese Behauptung auf Veranlassung der Nystagmuskommission durch Prof. Bruns vom Hygiene-Institut in Gelsenkirchen vor dem Kriege nachgeprüft worden. Es hat sich aber kein stichhaltiges Material finden lassen, daß das Augenzittern eine chronische Vergiftung sei. Aber dennoch glauben wir, daß dauerndes Einatmen geringer Gasmengen eine chronische Vergiftung erzeugen könnte.

Wie es sich mit dem **Bakteriengehalt der Kohle und dem Augenzittern** verhält, der von einer englischen Seite, Robson, mit als Ursache des Augenzitterns angeschuldigt wird, so wollen wir nur erwähnen, daß Untersuchungen der Prof. Lieske und Hofmann stattgefunden haben. Danach will man im Ruhrgebiet auf der Zeche Mont Cenis in 500—600 m Teufe in den Bruchstücken der Kohle grampositive, sporenbildende Bakterien gefunden haben. Die allerneuesten Untersuchungen reichen schon bis in 1000 m Teufe. Es wurden besonders feste und kompakte Kohlepartien untersucht, die keinerlei wahrnehmbare Risseo der Spalten aufwiesen. Diese Befunde müßten noch sorgfältig auf Fehlerquellen nachgeprüft werden.

Die meisten Ärzte aller Länder sind neuerdings darin einig, daß die **mangelhafte Helligkeit in der Grube als Hauptursache für das Augenzittern der Bergleute** angesehen werden muß (in England Llewellyn und Haldane, in Belgien Benoit und Stassen, in Deutschland Ohm und Bartels). Für diese Annahme sprechen auch folgende Gründe:

Das Augenzittern der Bergarbeiter kommt, abgesehen von den wenigen Fällen, wo es auch Nichtbergleute befällt, nur im Steinkohlenbergbau vor. Weder im Kali- und Braunkohlen-, noch im Erzbergbau sind Augenzitterfälle bekannt geworden. Im Steinkohlenbergbau ist aber bekanntlich die Lichtquelle nach Einführung der Sicherheitslampe bedeutend schwächer als bei den anderen bergbaulichen Betrieben, wo in der Hauptsache die offene Azetylenlampe, die eine große Leuchtkraft besitzt, verwendet wird.

Daß der Beleuchtungsfrage wirklich die Bedeutung zukommt, die ihr beigelegt wird, beweisen auch die Beobachtungen Niedens und anderer Forscher, die feststellten, daß seit Einführung der Sicherheitslampe anstelle der offenen Öllampe das Augenzittern stark zugenommen habe. Während die Helligkeit der früher gebräuchlichen offenen Grubenlampen durchschnittlich auf 15—20 Hefnerkerzen (Normalkerzen N. K.) zu schätzen ist, beträgt die Lichtstärke der zum geringen Teil (Zeche Langenbrahm und Ludwig) noch im Ruhrgebiet gebräuchlichen Sicherheitslampe nach Säuberung der Lampe ungefähr 1,1—1,2 N. K. bei Flachbrennern und 0,7—0,8 N. K. bei Rundbrennern. Während der Schicht büßt die Lampe durch Verrußung und Verstaubung einen Teil ihrer Helligkeit ein, so daß man nur mit einer mittleren Helligkeit von

0,5—0,6 N. K. rechnen kann. Dazu kommt, daß beim Steinkohlenbergbau das Absorptionsvermögen der Gebirgsschichten und insbesondere auch der Kohle selbst, für die Lichtstrahlen größer ist als beim sonstigen Bergbau. Englische Autoren haben beschrieben, daß das in das Auge des Bergmanns von der Kohlenfläche reflektierte Licht durchschnittlich zwischen 2/100 und 2/1000 Fußkerzen schwankt. Eine Fußkerze ist gleich der Lichtstärke, die eine Normalkerze auf einen Fuß Entfernung gewährt. Die Bedeutung der Beleuchtungsfrage für das Augenzittern der Bergarbeiter wird auch durch einige andere Beobachtungen bewiesen. So hat die Einführung der elektrischen Grubenlampen mit ihrer größeren Helligkeit von 2,0 N. K. die Zahl der Augenzittererkrankungen herabgedrückt. Als Beispiel dafür können die Feststellungen, die auf der 1914 stillgelegten Zeche Maximilian gemacht wurden, angeführt werden. Bei einer Belegschaft unter Tage von 1000—1200 Mann waren in den Jahren 1910 und 1911 bei einer Untersuchung über Tage 45 Mann = rund 4 vH der Belegschaft als Augenzitterer ermittelt worden, während nach Einführung der elektrischen Grubenlampen diese Zahl im Jahre 1914 auf 12 Mann = 0,97 vH herunterging. Weitere Untersuchungen konnten wegen Stillegung der Grubenbetriebe nicht vorgenommen werden.

Auch in England gibt es Gruben mit ähnlichen Verhältnissen. So ist in zwei Gruben, von denen die eine mit offenem Licht, und die andere mit Sicherheitslampen ausgerüstet war, das Zittern nur auf der letzten Grube beobachtet worden.

Ebenfalls sprechen experimentelle Gründe für den Einfluß des Lichtes auf das Zustandekommen des Augenzitterns. Das zeigen die Beobachtungen von Raudnitz, der feststellte, daß junge Hunde, im Dunkeln aufgezogen, Augenzittern vom Typus des bergmännischen Zitterns bekommen. Diese Versuche von Raudnitz sind dann vielfach bestätigt, zuerst von Ohm (Dunkelzittern bei Katzen usw.), dann von de Kleyn, Bartels, Blohmke. Wahrscheinlich entsteht das Zittern nicht bei absoluter Dunkelheit, sondern im Dämmeraufenthalt, deshalb schlug Bartels den Ausdruck „Dämmerungszittern" statt „Dunkelzittern" vor.

Das Sehen spielt dabei eine Rolle, denn Hunde mit durchschnittenen Sehnerven bekommen es nicht (Bartels, Blohmke). Andererseits verlieren es die jungen Hunde, bei denen man es erzeugt hat, nach Durchschneiden der Sehnerven in 1—2 Wochen wieder.

Die Annahme, daß schlechte Beleuchtung die Ursache des Augenzitterns der Bergleute sei, wird auch durch unsere Untersuchungen wahrscheinlich gemacht. Denn auf der am schlechtesten beleuchteten Grube (Langenbrahm) fanden sich doppelt so viel Zitterer als auf der besser beleuchteten (Minister Stein).

Wenngleich die elektrischen Grubenlampen den Benzinsicherheitslampen vorgezogen wurden, so besaßen erstere einen Mangel insofern, als bei unseren Untersuchungen unter Tage ein Teil dieser Lampen mit Klarglas vorgefunden wurde. Die Träger dieser Lampen empfanden ihre blendende Wirkung mit ihren Schattenbildungen als besonders unangenehm.

Weshalb die Dämmerung auslösend für das Augenzittern wirkt, ist noch strittig. Es gibt verschiedene Annahmen. Graefe machte das dauernde Bestreben der Arbeiter, im Dunkeln gewisse Gegenstände deutlich zu erkennen, für die Entstehung des Augenzitterns verantwortlich. Auch wird das gänzliche Fehlen scharf hervortretender Umrisse im Arbeitsort unter Tage und die hierdurch bedingte „Verkümmerung der Fixationsreflexe" als Ursache des Augenzitterns angesehen. Daß die veränderte Fixation eine wichtige Rolle in der Entstehung des Dämmerungszitterns und des Augenzitterns der Bergarbeiter spielt, nimmt Bartels in seinen Arbeiten an. Eine gewisse Anlage (Disposition) zum Augenzittern spielt bei der Entstehung desselben zweifellos mit. Wäre dies nicht der Fall, dann müßten noch viel mehr Bergleute Augenzittern bekommen, da sie ja ungefähr unter gleichen Bedingungen arbeiten. Auch die Experimente an Tieren sprechen für eine solche Anlage. Es gelingt uns nur, an neugeborenen Hunden das Dämmerungszittern zu erzeugen, dagegen niemals, trotz noch so langem Dunkelaufenthalt, an älteren. Also sind die Bedingungen zum Entstehen dieses Dämmerungszitterns nur bei jungen Hunden vorhanden. Ferner können wir das Dämmerungszittern nur bei Tieren mit spontan beweglichen Augen erzeugen, wie bei Hunden und Katzen, bei Kaninchen dagegen nie.

Welche mannigfaltigen Einflüsse beim Augenzittern der Bergleute noch wirksam sind, lehrten uns auch unsere oben wiedergegebenen Beobachtungen beim Wiederauftreten des Augenzitterns.

Es kommen bestimmte Körper- und Kopflagen in Betracht, ferner Steigerungen des Blutdruckes, Erhöhung des Druckes der Rückenmarkflüssigkeit. Luftdruckveränderungen (siehe die Beobachtung beim sogenannten Durchschleusen) können wohl von Einfluß sein. Alles dies muß in langwierigen Untersuchungen erst nachgeprüft werden, besonders bei den verschiedenen Arbeitsmethoden, der verschiedenen Teufe, Temperatur, Feuchtigkeitsgehalt usw. Wir können nur auf Grund unserer Untersuchungen Hinweise geben.

Dann möchten wir noch auf die Behauptung eingehen, die besagt, daß das Augenzittern eine Folge der Arbeitsmethoden sei und insbesondere der dauernd gehobene Blick beschuldigt wird. Damit würde nicht im Einklang stehen, daß beim Erzbergbau auch beim Abbau in dünnen Lagen oder Flözen, wie z. B. beim Mansfelder Kupferschieferbergbau, wo die Arbeitsbedingungen der Bergleute außerordentlich ähnlich sind, das Augenzittern so gut wie unbekannt geblieben ist. Auch unsere Erfahrungen an Gesteinshauern, die mit den modernen Maschinen arbeiten und kein Augenzittern aufweisen, sprechen dagegen (siehe oben).

Wir sehen schon aus dieser Zusammenstellung, daß wir noch sehr weit von einer Klärung des Entstehens des Augenzitterns entfernt sind.

Gefördert wird das Augenzittern der Bergarbeiter durch Alkohol, eine Feststellung, die schon vor langer Zeit gemacht wurde.

Allerdings läßt während des Trinkens und einige Stunden nachher das Augenzittern nach, um dann in verstärktem Maße wieder aufzutreten. Das wissen die Bergarbeiter ganz genau.

Über den zeitlichen Beginn des Augenzitterns kann man gar nichts sagen. Ohm stellte es schon nach 2 Jahren Arbeit unter Tage fest. Unsere kürzeste Feststellungszeit betrug $3^3/_4$ Jahre auf der Zeche Langenbrahm I/III (Benzinlampe) und 7 Jahre auf der Zeche Minister Stein (elektrische Lampe).

Zur Heilung bedürfen wir übereinstimmenderweise des Aufenthaltes über Tage und damit der Einstellung der Grubenarbeit. Es sollen allerdings Fälle vorgekommen sein, bei denen der Wechsel einer Grube schon eine Besserung bedingte (Fergusson). Diese Aussage konnten wir leider nicht nachprüfen. Leichtere Fälle von Augenzittern, d. h. Augenzittern in einer Blickrichtung, z. B. nach oben können auch schon durch Wechseln des Arbeitsortes unter Tage geheilt werden, z. B. durch Übergang aus der Kohlengewinnung in die Aus- und Vorrichtung (Gesteinsarbeiten). Es wäre auch denkbar, nach unseren obigen Ausführungen über den Einfluß der Körperhaltung usw., daß eine andere Arbeitskörperstellung schon eine Besserung bedingt.

Wenn unsere Beobachtungen und Schlüsse sich bestätigen, daß erhöhter Druck der Rückenmarkflüssigkeit dazu beitragen kann, ein Augenzittern der Bergleute, das einmal bestanden hat, wieder hervorzurufen, und wenn der Druck der Rückenmarkflüssigkeit mit dem Barometerdruck steigt, so muß auch bei der Arbeitszuteilung von Augenzitterern auf diese Tatsache geachtet werden. Es dürften also dann Augenzitterer, die durch ihr Leiden gestört sind, nicht mehr in großer Tiefe beschäftigt werden.

In England wird ärztlicherseits Kalzium und Eisen unter Beifügung von Vitamin D verordnet. Vor allen Dingen dürfen nach Fergusson die Augenzitterkranken nicht außer Arbeit kommen, da die Gefahr der Psychoneurose sich dann entwickelt.

Die Hauptsache ist, dafür Sorge zu tragen, daß immer an der Verbesserung der Beleuchtung unter Tage gearbeitet wird und nicht nur Zechen mit Schlagwettergefahr, sondern sämtliche Untertagebetriebe mit elektrischen Grubenlampen usw. ausgerüstet werden. Am angenehmsten wurde bei unseren Untersuchungen das von der Concordia-Elektrizitäts-A.-G., Dortmund, gelieferte Prismenglas empfunden, das eine fast gleichmäßige Verteilung des Lichtes und kaum sichtbare Schattenbildung bewirkt, und das störende punktförmige grelle Licht in mildes, diffuses und schattenfreies Licht umwandelt. Der Lichtverlust ist bei diesen zwar etwas stärker als beim Klarglas, fällt aber nicht besonders ins Gewicht. So beträgt der Lichtverlust beim Klarglas 1 vH, Mattglas 3 vH, Prismenglas 3—4 vH, grünem Glas 3—4 vH, rötlichem Glas 5—8 vH, blauem Glas 5—8 vH. — Gegenüber der bis dahin im Betrieb befindlichen Benzinlampe hat sie den großen Vorteil, daß sie eine gleichmäßige Beleuchtung hat. Durch diese Gleichmäßigkeit wird auch das Auge beim Sehen nicht so angestrengt wie durch die zum Teil stark flackernden Benzinlampen, und außerdem ist ihre Lichtstärke sechsmal größer. — Ein Nachteil ist die Schwere der Lampe (3,8—4,2 kg), aber nach Rückfragen bei den Herstellern läßt sich wegen der Konstruktion und Sicherheit in dieser Hinsicht kaum eine Verminderung des Gewichts erreichen. Jedenfalls kommt es darauf an, brauchbare Grubenlampen auf den Markt zu bringen, bei denen ein Lichtverlust durch besondere Methoden nicht mehr ins Gewicht fällt.

Unsere Untersuchungen haben die schwebenden Fragen des Augenzitterns der Bergleute nicht lösen können. Sie geben nur zum erstenmal eine sichere statistische Unterlage. Im übrigen sind sie nur ein Anfang und zeigen vielleicht, wie man weiterkommen könnte.

Ein Fortschritt ist nur zu erzielen, wenn auch an anderen Orten solche systematischen Untersuchungen unter Tage ausgeführt werden, mit Nachprüfung der Bergleute über Tage. Wichtig wäre vor allem eine vergleichende Untersuchung des Ruhrgebietes und des schlesischen Bergbaugebietes. Im letzteren Gebiet sollen auf einigen Zechen gar keine Leute sich krank melden, auf anderen eine erhebliche Zahl[1]. Es wäre nachzuforschen, ob dies auf den Grubenverhältnissen beruht, oder ob andere Faktoren von Einfluß sind. Wichtig wäre ferner, nachzuforschen, ob tatsächlich in Amerika und Rußland wenig Augenzittern in der Grube vorkommt, oder ob sich dort die Bergleute nur nicht krank melden.

Die Untersuchungen scheiterten bisher an dem Mangel an Geldmitteln und der Personalfrage. Richtig durchgeführt werden können sie nur von einem ausgebildeten Augenarzt, der auch körperlich den Mühen gewachsen ist.

Da die Resultate solcher Untersuchungen schließlich allen Bergleuten Europas zugutekommen, so wäre auch eine internationale Regelung und Unterstützung der Untersuchungen angebracht.

Zusammenfassung.

Die bisher vorliegenden Statistiken über die Zahlen der Augenzitterer geben in keiner Weise ein zutreffendes Bild, da sie sich nur auf die Bergleute beziehen, die sich krank meldeten und über Tage untersucht wurden.

An Kurven von England und Deutschland wird gezeigt, daß diese letzteren Zahlen außerordentlich stark durch wirtschaftliche Gründe beeinflußt werden. Allein durch solche ist es erklärlich, daß 1922 in Deutschland im Ruhrgebiet bei einer Belegschaft von 520000 nur 31 Augenzitterer gezählt wurden, 1928 bei einer Belegschaft von 380000 dagegen 1600

---

[1] s. Stoewer 18. Sitzung d. ophthalm. Abteilung d. Ges. f. Wissenschaft u. Leben. Ztschr. f. Augenheilk. **71**, 265 (1930).

Augenzitterer. In Deutschland steigt bei sinkender Belegschaft die Zahl der wegen Augenzitterns sich Krankmeldenden, in England gehen in letzter Zeit beide Zahlen parallel.

In dieser Arbeit sind zum erstenmal die Ergebnisse einer Untersuchung unter Tage veröffentlicht.

Auf einer Zeche mit Fettkohle und besserer Beleuchtung fanden sich 5,2 vH der Belegschaft von Augenzittern unter Tage befallen; auf einer Zeche mit Benzinbeleuchtung, Magerkohle und schwierigen Arbeitsbedingungen 10 vH.

Auch unsere Untersuchungen stellten wieder fest, daß auf einer schlecht beleuchteten Grube mehr Augenzitterer waren als auf einer gut beleuchteten.

Danach berechnet sich die Zahl der Bergleute die zur Zeit im Ruhrgebiet an Augenzittern leiden, auf 21000 bzw. 42000 Bergleute. Auf den beiden Zechen berechnet sich die Zahl der Augenzitterer auf 272. Es hatten sich aber nur 3 wegen Augenzitterns zu derselben Zeit krank gemeldet.

Die größte Zahl der Augenzitterer wurde unter den Reparaturhauern gefunden, dann unter den Kohlenhauern.

Bei den Gesteinshauern fanden sich auf beiden Zechen keine Augenzitterer. Dies spricht gegen den Einfluß der modernen Maschinen auf das Augenzittern.

Der größte Teil der Bergleute, die unter Tage Zittern aufwiesen, wurde über Tage in der Klinik nachuntersucht.

Bei einem Teil von diesen war unter keiner Bedingung Augenzittern über Tage nachzuweisen. Die meisten der als Augenzitterer unter Tage beobachteten Bergleute hatten keine subjektiven Beschwerden.

Der größte Teil wies praktisch normale Sehschärfe auch im Zitterfelde auf.

Es gibt keine sichere Methode, um nachzuweisen, ob die Sehschärfe durch das Zittern wirklich herabgesetzt ist und wie weit das Sehvermögen geschädigt ist.

Dasselbe trifft nach unseren Untersuchungen für die Scheinbewegungen zu.

Es wurden Fälle mit stärkstem Zittern ohne subjektive Klagen festgestellt.

In seltenen Fällen können Bergleute auch ohne Naheinstellung das Augenzittern unterdrücken.

Ein Augenzittern der Bergleute kann niemals durch eine Willensanstrengung hervorgerufen werden.

Bestand oder besteht aber bei einem Bergmann zeitweise Augenzittern, so kann es bewußt durch Änderung des Blutdruckes (Pressen usw.), wahrscheinlich auch durch Änderung des Druckes der Rückenmarkflüssigkeit in einigen Fällen wieder in Erscheinung gebracht werden.

Diese Änderungen des Blutdruckes usw. können auch bei bestimmten Arbeiten auftreten.

Ein Wechsel in der Art der Arbeit, eventuell auch ein Grubenwechsel ist deshalb vor der Herausnahme aus der Grube als Behandlung zu versuchen.

Zur weiteren Klärung der Frage des Augenzitterns sind ausführliche Untersuchungen unter Tage auf verschiedenen Zechen Deutschlands dringend zu fordern; zunächst um eine richtige Statistik zu gewinnen über die Verbreitung, ferner eine Übersicht über den Einfluß der Verschiedenheit der Zechen auf die Entstehung des Augenzitterns.

Literatur.

Bartels: Beobachtungen an Wirbeltieren und Menschen über unwillkürliche Augenbewegungen. Klin. Mbl. Augenheilk. 80, 145 (1928). — Ders.: Über willkürliches Augenzittern und über die Bedingungen, unter denen ein organisch bedingtes Augenzittern wieder willkürlich hervorgerufen werden kann. Klin. Mbl. Augenheilk. 84, Januar, S. 4—13 (1930).

Blohmke: Über das Verhalten des Dunkelnystagmus beim Hunde nach zentraler Vestibularausschaltung. Z. Hals usw. Heilk. 18, H. 2/4, S. 427—433 u. S. 476—485 1928 (s. Bericht über die 46. Zusammenkunft der dtsch. Ophth. Ges. Heidelberg 1927, S. 444—447).

Bericht der Nystagmuskommission vom 4. 7. 1914 (Ruhrknappschaft).

Bericht der Sitzung der Nystagmuskommission vom 12. 4. 1922 (Ruhrknappschaft).

Bericht der Knappschaftsältesten der Ruhrknappschaft vom 14. 8. 1922 (Ruhrknappschaft).

Heymann u. Freudenberg: Mortalität und Morbidität der Bergarbeiter im Ruhrgebiet. Verlag Baedeker 1925.

Iron and Coal-Trade-Review vom 21. 4. 1922: Bericht des engl. Nystagmus-Ausschusses. — Dass.: Erster Bericht des engl. Nystagmus-Ausschusses beim Medizinal-Untersuchungsamt. — Dass.: Nr. 2825.

de Kleyn: Stellungsnystagmus. Nederl. Tijdschr. Geneesk. 1928 II 5529.

Lieske u. Hoffmann: Untersuchungen über den Bakteriengehalt der Erde in großen Tiefen. Aus dem Kaiser Wilhelm-Institut für Kohlenforschung in Mülheim-Ruhr. Zbl. Bakter. 77 (1929).

Llewellyn: Das Augenzittern der Bergarbeiter, seine Verhütung und Heilung. Iron and Coal-Trade-Review vom 20. 6. 1924.

Memorandum on the Workmens compensation Act. 1925.

Nieden: Klin. Wschr. 47 vom 23. 11. 1874. — Der Nystagmus der Bergleute. Verlag Bergmann, Wiesbaden 1894.

Ohm: a) Das Augenzittern der Bergleute. S. 11 usw. — Ders.: Das Augenzittern als Gehirnstrahlung. S. 113. b) Augenzittern der Bergleute als Gegenstand der Gesetzgebung. Ztschr. f. Augenheilk. 71, 226 (1930).

Raudnitz: (s. Ohm: Das Augenzittern der Bergleute).

Robson: Der Nystagmus der Bergarbeiter. The Iron and Coal-Trade-Review vom 27. 4. u. 4. 5. 1923, Nr. 2878 S. 9.

Tengelmann, W.: Der Nystagmus der Bergarbeiter, Berlin. Z. Augenheilk. 69, S. 396 (1929) u. 71, 259 (1930).

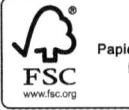

If you have any concerns about our products,
you can contact us on
ProductSafety@springernature.com

In case Publisher is established outside the EU,
the EU authorized representative is:
**Springer Nature Customer Service Center GmbH
Europaplatz 3, 69115 Heidelberg, Germany**

Printed by Libri Plureos GmbH
in Hamburg, Germany